铁路离退休职工
健康保健手册

《铁路离退休职工健康保健手册》编委会◎编

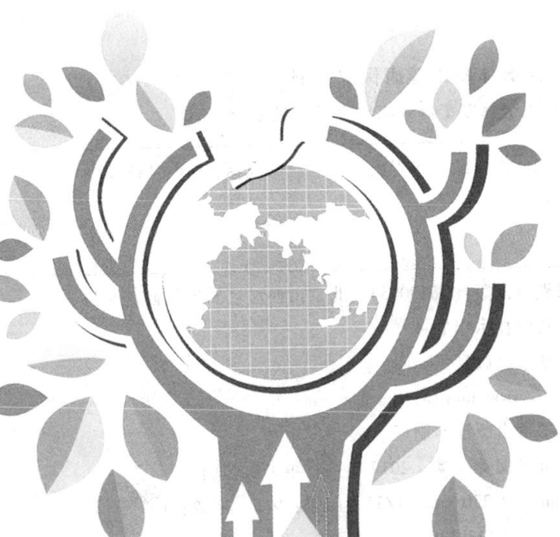

中国铁道出版社
CHINA RAILWAY PUBLISHING HOUSE
北京科学技术出版社

图书在版编目（CIP）数据

铁路离退休职工健康保健手册/《铁路离退休职工健康保健手册》编委会编. —北京：中国铁道出版社：北京科学技术出版社，2017.6

ISBN 978-7-113-23086-9

Ⅰ.①铁… Ⅱ.①铁… Ⅲ.①老年人—保健—手册 Ⅳ.①R161.7-62

中国版本图书馆 CIP 数据核字（2017）第 104021 号

书　　名：**铁路离退休职工健康保健手册**
作　　者：《铁路离退休职工健康保健手册》编委会　编

责任编辑：郑媛媛　王　藏　张青山　　　**电话**：010-51873179
封面设计：郑春鹏
责任印制：郭向伟

出　　版：中国铁道出版社（100054，北京市西城区右安门西街 8 号）
　　　　　北京科学技术出版社
发　　行：中国铁道出版社
网　　址：http://www.tdpress.com
印　　刷：中国铁道出版社印刷厂
版　　次：2017 年 6 月第 1 版　2017 年 6 月第 1 次印刷
开　　本：880 mm × 1 230 mm　1/32　印张：9.5　字数：195 千
书　　号：ISBN 978-7-113-23086-9
定　　价：28.00 元

编 委 会

前言

离退休是老年劳动者达到规定年龄、工龄等条件后退出工作、享受社会保险和劳动补偿性质的养老待遇和权益的一种制度及由此而产生的社会行为，是个人人生旅途中的一次重大转折。铁路职工离退休后，不用再为工作殚精竭虑，从而拥有更多闲暇时光，开始悠闲幸福的生活。

然而，不得不承认，作为铁路职工，在职时绝大部分岗位都是从事 24 小时三、四班倒班，工作、生活规律、饮食习惯、作息时间与正常人差距非常大，从自己辛勤工作了几十年的岗位上退下来后，由于角色变了、环境变了、生活节奏变了，再加上已接近或步入老年，机体组织及功能日益减退，所以无论心理还是生理上，都会出现很多变化，甚至会产生一些问题。

铁路离退休职工只有适应这些变化，处理好这些问题，才能健康、愉悦地生活，才能颐养天年。可以说，保持身心健康是铁路离退休职工的头等大事，否则离退休后不仅无法继续实现自己的人生价值，还易成为家庭的累赘和社会的负担。

当然，健康长寿不能作为铁路离退休职工唯一追求的目标。在延年益寿的同时，铁路离退休职工更应提高生命和生活的质量：既要长寿，也要健康；既要活得幸福快乐，也要活得有意义。

《铁路离退休职工健康保健手册》一书，根据最新的健康保健理念，结合铁路离退休职工的身心特点，分别从科学饮食、适当锻炼、健康居家、外出旅游、四季养护、调整心态、防治疾病等方面，详细讲述了铁路离退休职工不可不知的健康保健知识。

全书脉络清晰、语言简洁、内容全面，不仅注重知识性和科学性，还侧重实用性和指导性，实为一本不可多得的铁路离退休职工健康保健指南。最后，祝愿所有铁路离退休职工拥有快乐、幸福、美满的生活！

编者

2017 年 5 月

目录

第一章

科学饮食：做自己的营养师

古语有云："安身之本，必资于食。不知食宜者，不足以存生。"铁路离退休职工要想身体健康，首要的便是做到科学饮食，即合理摄取食物中的营养，做到膳食均衡、搭配合理，以增进健康、强健体魄、预防疾病。

膳食平衡是首要原则

全面了解科学膳食“金字塔”

科学膳食首先要保证饮食中营养的均衡、食物种类齐全。一般来说，科学饮食应包括这几类食物：谷薯类，蔬菜水果类，畜禽、水产及蛋类，奶及奶制品、大豆及坚果，油、盐及糖。然而，每天面对品种如此多的食物，要把握好营养平衡还真不容易。那么，怎样才能使饮食科学、营养均衡呢？

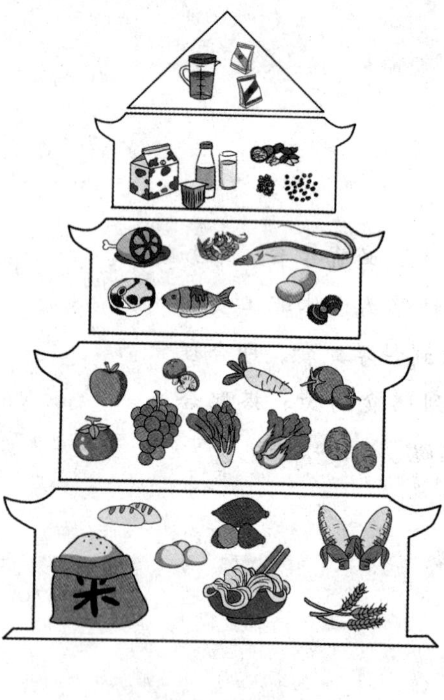

油　25～30 克
盐　6 克以内
糖　25 克以内

奶及奶制品　300 克
大豆及坚果　25～35 克

畜禽类　40～75 克
水产品　40～75 克
蛋　类　40～50 克

蔬菜类　300～500 克
水果类　200～350 克

谷薯类　250～400 克

其实，这并不难，了解了科学膳食“金字塔”，你就能轻松解决这一难题。这幅科学饮食“金字塔”由中国营养学会推荐（2016年版），由上述五类食物组成，并告诉你每天应该多吃哪类食物，哪类食物应尽量少吃或不吃。

从下往上看，金字塔的最底层是重要的谷薯类食物，是人体热量的重要来源。每日推荐食用量为250～400克，其中全谷物和杂豆类50～150克，薯类50～100克，其余为精米白面。

“金字塔”的第二层是蔬菜和水果，是人体维生素、矿物质和膳食纤维的主要来源，在金字塔中占据着极其重要的地位，因此每天应适当多吃一些。蔬菜每日推荐食用量为300～500克，深色蔬菜应占一半；水果每日推荐食用量为200～350克，果汁不能代替新鲜水果。

“金字塔”的第三层是动物性食物，主要提供蛋白质、脂肪、B族维生素和矿物质。畜禽类每日推荐食用量为40～75克，水产品每日推荐食用量为40～75克，蛋类每日推荐食用量为40～50克。动物性食物摄入要适量，优先选择鱼类和禽类，少吃肥肉、烟熏制品及腌制食品。

“金字塔”的第四层是奶及奶制品、大豆及坚果，以补充优质蛋白和钙等矿物质。奶及奶制品每日推荐食用量为300克，大豆及坚果每日推荐食用量为25～35克。

“金字塔”的塔尖为油、盐、糖等，可提供热量。油每日推荐食用量为25～30克，最好是植物油；食盐每日推荐食用量控制在6克以内；控制糖的摄入量，每日摄入不超过50克，最好控制在25克以内。日常饮食宜清淡，少吃油炸、高盐食品。

以上五类食物叠加在一起恰似“金字塔”，明确地展示了每类食物的摄入量，什么该吃、什么不该吃、吃多少，说得清清楚楚、明明白白。更妙的是，谷薯、果蔬、动物性食物、豆奶类这些全食物，每一样都含有多种营养素，少则十几种，多则数百种，竟然组合得那么完美。

总之，在日常饮食中，离退休职工应该按照这个科学饮食“金字塔”，合理搭配饮食，增强身体素质，提高免疫力，从而远离疾病。

温馨小贴士

我们平时要按照科学膳食“金字塔”的推荐来选择食物，既要保证品种多样化，又要讲究均衡膳食，这样才能保证营养均衡，身体健康。不过，这个“金字塔”只是一个带有普遍意义的原则性范本，在具体运用时还应根据自己的实际情况做出适当调整。

偏食难以获得全面营养

人体所需要的营养应从品种众多的食物中摄取，因为吃的食品越多样，获得的营养就越丰富、越全面。然而，生活中不少人经常偏食某种食物，殊不知这样容易导致营养失衡，对身体健康有害无利。

偏食的人，往往有的食物吃得多，有的食物吃得少，甚至根本不吃。就拿蔬菜来说，有的人不吃芹菜，可是芹菜里含有丰富的矿物质和挥发性油，其中的挥发性油可以增进食欲，促进血液循环，还可以起到降血压和健脑的作用；特别是芹菜含铁丰富，常吃可以防止发生贫血。

再如有的人不吃胡萝卜，其实在众多蔬菜中胡萝卜所含的营养极其丰富，其中胡萝卜素可以转化为维生素 A，常吃对身体有益，还可防止夜盲症，并可增强黏膜和皮肤的抵抗力，使皮肤细腻不粗糙。

还有的人不吃红薯或豆制品，实际上薯类含糖分很高，而大脑活动时的能量来源主要是糖。此外，薯类所含纤维素也很多，可以防止血压升高并可使大便通畅。平时常吃的豆制品是由大豆制成的，大豆中含有的卵磷脂，常吃有助于提高智力。

因此，日常饮食不应偏食，不可以长期偏吃某种食物，而应当从营养角度出发摄入多种食物。要知道，偏食难以获得全面营养，长此以往容易引起某些疾病。比如多吃甜食容易患胃病、糖尿病和龋齿；多吃肉容易导致动脉粥样硬化、冠心病；偏食盐则易使血压升高。另外，长期偏食容易造成贫血，使心脏供血下降，进一步导致心脏缺氧，这对铁路离退休职工的身体危害很大。

所以，铁路离退休职工在日常饮食中应改掉偏食的毛病，注意不同食材的搭配，肉蛋粮菜都吃，这样才能获得全面的营养。

温馨小贴士

偏食会引起营养不良、贫血、免疫力低下、维生素缺乏、智力和身体发育迟缓等一系列问题，所以生活中我们必须科学地安排膳食，养成良好的饮食习惯，全面合理地获取营养。

科学饮食，营养素种类须齐全

谁都无法阻止衰老，但我们可以延缓衰老，而合理补充营养素就是一个重要方法。研究显示，人到中老年，基础代谢和体力活动水平降低，应减少能量的摄入，但对很多营养素的需求反而增加。因此，作为铁路离退休职工，平时饮食中要注意摄入各类营养素，这样才能提高自身免疫力，避免提前衰老，减少疾病的产生。

健康专家指出，人体所必需的营养素有蛋白质、糖类、维生素、水和无机盐（矿物质）、膳食纤维等，科学健康饮食就要保证这些营养素的齐全。

优质蛋白质

优质蛋白质中的氨基酸利用率高，各种氨基酸的比例符合人体蛋白质氨基酸的比例，产生代谢废物少，可以改善老年人因体内蛋白质逐渐被消耗而产生的负氮平衡。优质蛋白质还可以提高人体免疫力，帮助老年人抵御有害病菌的侵袭。优质蛋白质的食物来源见表1-1。

表 1-1　优质蛋白质的食物来源

动物性食品	各种淡水鱼和海鱼、虾、鸡肉、鸭肉、鸽肉、鹌鹑、兔肉
豆类及其制品	黄豆、豆腐、豆浆
奶类及其制品	牛奶、羊奶、酸奶、奶酪
蛋类	鸡蛋、鸭蛋、鹅蛋、鸽子蛋、鹌鹑蛋

维生素 A

人上了年纪，视觉系统和呼吸功能有所下降，维生素 A 参与人体内的抗体产生，有助于维持免疫系统功能正常，特别是对呼吸道感染疾病有很强的抵御能力，对于老花眼、视力减弱、夜盲症有着明显的防治功效。维生素 A 还有促进骨骼生长的作用，能维持骨细胞和破骨细胞间的平衡。维生素 A 的食物来源见表 1-2。

表 1-2　维生素 A 的食物来源

水果类	芒果、柳橙、枇杷、樱桃、香蕉、桂圆、杏、荔枝、西瓜
蔬菜类	胡萝卜、南瓜、红心红薯、大白菜、荠菜、茄子、黄瓜、菠菜、韭菜
蛋奶类	奶油、蛋黄
动物肝脏	猪肝、羊肝、鸡肝、鸭肝、鹅肝、鱼肝油

B 族维生素

B 族维生素包括维生素 B_1、维生素 B_2、维生素 B_6、维生

素 B_{12} 等。其中维生素 B_1 能促进血液循环、增进食欲、延缓衰老、预防脚气病；维生素 B_2 可以帮助红细胞形成，预防贫血，还可以缓解眼部疲劳，预防白内障；维生素 B_6 能降低血液中的胆固醇含量，参与抗体的合成，有助于提高人体免疫力；维生素 B_{12} 有助于防治贫血，维持正常的消化功能和食欲。B 族维生素的食物来源见表 1-3。

表 1-3 B 族维生素的食物来源

维生素 B_1	糙米、麦片、鸡蛋、动物肝脏、坚果、黄豆、豌豆、啤酒、酵母、李子、苜蓿、花菜、甘蓝、海带、芦笋
维生素 B_2	蛋黄、鱼、猪肉、牛肉、鸡肉、鸭肉、牛奶、酸奶、奶酪、菠菜、海带、蘑菇
维生素 B_6	全麦、糙米、燕麦、荞麦、肉类、鱼类、动物肝脏、蛋类、葵花子、核桃、花生、核桃、胡萝卜、马铃薯、哈密瓜、香蕉、枇杷、苹果
维生素 B_{12}	蛤蜊、鸡蛋、鱼类、动物肝脏和肾脏、牛奶及奶制品、黄豆和豆制品

维生素 C

维生素 C 可以促进干扰素的产生，抑制病毒增长，同时参与免疫球蛋白的合成，提高机体免疫力。维生素 C 有很强的抗氧化作用，可以保护其他抗氧化剂免遭破坏，如维生素 A、维生素 E、不饱和脂肪酸。并且可以抵御自由基对细胞的伤害，防止细胞的变异，有防癌的作用。维生素 C 还可以促进胆固醇的排泄，防止胆固醇在动脉内壁沉积。维生素 C 的食物来源见表 1-4。

表 1-4　维生素 C 的食物来源

水果类	猕猴桃、大枣、木瓜、柠檬、橙子、橘子、草莓、沙棘、柚子、酸枣、樱桃
蔬菜类	西蓝花、甘蓝、青椒、番茄、黄瓜、白菜、油菜、香菜、菠菜、芹菜、苋菜、豌豆、豇豆、萝卜

维生素 D

中老年人的骨质逐渐流失，其中钙质的减少尤为突出，因此铁路离退休职工容易患上骨质疏松症，发生骨折的概率也大大增加。而维生素 D 参与人体钙质代谢，具有促进钙在肠内吸收的作用。同时，刺激成骨细胞，使体内的钙、磷沉着于骨上，可预防骨质疏松的发生。维生素 D 的食物来源见表 1-5。

表 1-5　维生素 D 的食物来源

动物性食品	海鱼、动物肝脏（猪肝、鸡肝、鸭肝、羊肝）、鱼肝油、牛奶
蛋奶类	蛋黄、奶油

维生素 E

维生素 E 是很重要的血管扩张剂和抗凝血剂，可以促进毛细血管及小血管的增生，改善周围循环，具有降低红细胞脆性、防止溶血性贫血的作用，从而保护心血管的健康。维生素 E 强大的抗氧化性可以保护其他易被氧化的物质，同时保护细胞免受自由基的伤害，延缓人体细胞因氧化而造成的老化，具有延缓衰老的作用。维生素 E 的食物来源见表 1-6。

表 1-6 维生素 E 的食物来源

蔬菜类	南瓜、胡萝卜、菠菜、莴笋
五谷类	全麦、糙米、黄豆、杏仁、松子、葵花籽
动物性食品	瘦肉、动物肝脏、蛋类
坚果类	核桃、杏仁、松子、葵花子
油脂类	大豆油、花生油、香油、橄榄油、葵花籽油、鱼肝油

膳食纤维

膳食纤维是健康饮食中不可缺少的，被誉为“肠道清道夫”，可以有效清洁消化道内壁、增强消化功能。水溶性膳食纤维可以吸收水分，软化粪便，促进排便和增加便次，可减少粪便中有害物质与肠道的接触，保持肠道清洁，从而减少和预防胃肠道产生疾病和老化。

有研究显示，每天摄入一定量的膳食纤维能使冠心病死亡率下降。摄取足够的膳食纤维可以增加机体活力，延缓衰老。膳食纤维的食物来源见表 1-7。

表 1-7 膳食纤维的食物来源

水果类	苹果、香蕉、柑橘、橙子、草莓、梨、桃
蔬菜类	芹菜、黑木耳、白菜、菠菜、豆角、韭菜、紫菜、海带
五谷类	糙米、玉米、小米、燕麦、黑米、豆类、芝麻

矿物质

矿物质是构成人体组织和维持正常生理活动的重要物质。其中，充足的钙质有利于强健老年人的骨骼和牙齿，还能维持有规律的心率，缓解失眠症。铁是合成人体血红蛋白不可缺少的部分，是保证人体血液充足的强大营养基础，还是抵御疾病的好帮手。硒具有抗氧化作用，是最好的抗衰老物质，还能够抑制癌细胞的生长和癌基因的转移，保护正常细胞不受癌细胞影响。镁是使人青春常驻的矿物质，帮助维持神经和肌肉活动，是人体骨骼的另一组成成分。铬是正常生长发育和调节血糖的重要元素；具有影响脂肪代谢，降低血清总胆固醇和甘油三酯含量，以及升高高密度脂蛋白胆固醇含量的作用，是人体必需的微量元素之一。主要矿物质的食物来源见表1-8。

表1-8　主要矿物质的食物来源

钙	鱼类、虾皮、海带、紫菜、黄豆、腐竹、牛奶、奶酪、蛋黄、花生、芝麻
铁	动物肝脏、动物血、牛肉、菠菜、扁豆、葡萄、黑木耳
硒	糙米、燕麦、大麦、鸡肉、牛肉、紫菜、海带、大蒜、胡萝卜、洋葱、鸡蛋、鸭蛋
镁	玉米、燕麦、小米、土豆、辣椒、桂圆、香蕉、花生、芝麻、黄豆、蚕豆、蜂蜜
铬	动物肝脏、猪瘦肉、牛肉、鸡肉、西蓝花、香菇、马铃薯、玉米、麦芽、糙米、红糖、黑胡椒、葡萄干

荤素搭配，少荤多素才相宜

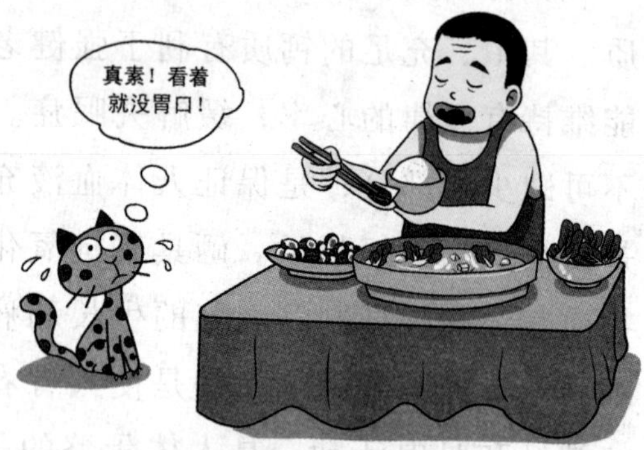

健康专家提醒，荤素搭配是科学饮食的关键一环。一般来说，荤是指动物性食物，比如鸡、鸭、鱼、肉等，这些食物中含有脂肪、蛋白质、脂溶性维生素以及铁、钙、锌、锰等营养素。素是指植物性食物，比如稻谷、薯豆、蔬菜、水果等，米薯类富含碳水化合物、食物纤维素、水溶性维生素、矿物质等营养素；蔬菜水果类含有丰富的多种维生素、食物纤维素，以及矿物质等营养素。

可见，将荤素搭配食用，就可以从中摄取脂肪、蛋白质、碳水化合物、食物纤维素、脂溶性维生素等营养素。也就是说，荤素搭配是营养素种类较为齐全的理想的膳食模式。

然而，在日常生活中，许多人偏爱肉食，而且达到了“无荤不饭”的地步。对此，美国饮食协会（ADA）指出：“偏爱肉食会增加罹患某些慢性衰退性疾病的风险，如肥胖症、冠状动脉疾病、高血压、糖尿病和某些类型的癌症。”

因为肉类食物脂肪、胆固醇含量高，摄入太多会使胆固醇在体内堆积，并沉积在血管壁上，使血液流通受阻，导致血压、血脂异常。有研究指出，常常大鱼大肉地吃容易造成脂肪堆积，导致肥胖，而肥胖不仅是导致高血压、冠心病、糖尿病等疾病的重要危险因素，而且与癌症的发生也有关。

而素食的脂肪及胆固醇含量较低，且含有丰富的膳食纤维、维生素、矿物质与抗氧化剂，可有效避免胆固醇堆积、防止肥胖，还可帮助肠胃蠕动、促进排便，也能帮助身体新陈代谢，提高免疫力。

因此，专家提醒，铁路离退休职工在日常饮食中要做到荤素搭配，并且做到少荤多素。

温馨小贴士

适当吃素有益健康，可以预防肥胖症、冠心病、高血压、糖尿病等多种慢性疾病。但是，长期吃素对健康不利，容易造成营养不良。

粗细搭配，粗中有细巧养生

人到中老年，消化和代谢功能均有所减退。细粮易于消化，可以提高人体对营养成分的吸收利用率，但如果专吃精米细面，而不吃或很少吃糙米粗粮，则可能导致人体缺乏某些营养素，从而引发疾病，损害人体健康。

其实，粗粮虽然吃起来不像细粮那样爽口，但从营养角度来看，粗粮比细粮的营养更加丰富。

在稻麦等粗粮的壳皮中，含有多种对人体来说较为重要的微量元素及植物膳食纤维。如铬、锰，若经加工精制后，就会大量减少。如果缺乏铬、锰这两种元素，就容易发生动脉硬化。

粗粮含有的植物纤维能加速食物的排泄，使血中胆固醇降低。食物太精细，膳食纤维必然很少，往往食后不容易产生饱腹感，很容易造成过量进食而引发肥胖。粗粮中含有大量的膳食纤维，膳食纤维本身对大肠产生机械性刺激，促进肠蠕动，使大便变软畅通。这些作用对于预防肠癌和由于血脂过高而导致的心脑血管疾病都有好处。

所以，从健康养生的角度来看，我们不宜长期吃细粮，而应经常吃点玉米面、绿豆等，尤其是铁路离退休职工更要做到粗细粮搭配食用。

不过需要注意的是，长期大量进食高纤维食物，会使人体蛋白质补充受阻，脂肪摄入量不足，微量元素缺乏，从而造成骨骼、心脏、血液等脏器功能的损害，降低人体免疫抗病的能力。那么，吃多少高膳食纤维食物，即粗粮才真正有利人体健康呢?

专家指出，一个健康的成年人每天的膳食纤维摄入量以10~30克为宜。除了粗粮以外，蔬菜中含膳食纤维较多的韭菜、芹菜、茭白、南瓜、苦瓜、红豆、空心菜、黄豆、绿豆等，也可适量食用，以替代粗粮摄取的不足。

温馨小贴士

患有胃肠溃疡、急性胃肠炎的患者食物要求细软，所以要尽量避免吃粗粮；患有慢性胰腺炎、慢性胃肠炎的患者要少吃粗粮。黄豆营养丰富，骨质疏松、处于更年期的中老年人可以多吃，但有肾功能损害的患者则要少吃。

食物分酸碱，摄取平衡益健康

人的体液有的呈酸性，有的呈碱性。研究发现，人体细胞在体液呈弱碱性时活性最强，特别是血液中的 pH 值维持在 7.35～7.45 时，呈微弱碱性，是身体健康的重要标志。当血液值高于此数值时，即向强碱性方向移动，身体将会出现碱中毒症状，甚至危及生命。当血液值低于此数值时，即向酸性方向发展，则体液呈酸性，身体将会出现酸中毒症状，甚至危及生命。

可以说，人体体液保持恒定的酸碱平衡状态，是保证身体健康的一个绝对必要的条件。

在日常生活中，最有可能影响人体体液酸碱平衡的是食物。这是因为食物有酸性和碱性之分。一般来说，米、面、肉、蛋、油、鱼、虾、贝、花生等属于酸性食物；蔬菜、水果、红薯、土豆、豆浆、牛奶、海带等属于碱性食物。

无论是酸性食物还是碱性食物，如若长期单一地过量食用，就会引起血液酸度升高或者碱度升高，最终导致患病。就实际而言，人们常常偏爱大鱼大肉等酸性食物，因而引起体液酸碱平衡向偏酸方向倾斜，特别是引起血液酸度升高，即使体液趋酸化。

科学研究发现，当人体体液的 pH 值正常时，体细胞和免疫细胞的活性最强，能够吞噬和消灭癌细胞。而在酸性体液环境中，免疫细胞的吞噬及识别功能下降，内分泌功能发生紊乱，容易引发各种疾病。

科学研究还发现，癌细胞周围体液 pH 值为 6.85～6.95，呈弱酸性。癌细胞在酸性体液环境中易生长与扩散。科学研究还发现，人体体液的 pH 值每下降 0.1（即酸碱度趋向酸性 0.1），胰岛素的活性就下降 30%，从而增加 2 型糖尿病发病的危险。现代医学证实，高血压、糖尿病、脂肪肝、动脉硬化、痛风等，都与吃肉较多导致的“酸性体液”有关。

因此，作为上了年纪的铁路离退休职工，要注意自己体质的酸碱平衡，避免酸性体质的形成。尤其在日常生活中不要过多地食用酸性食物，而应该有意识地将酸性食物和碱性食物搭配起来，以使体内体液的酸碱平衡趋于恒定。

常见食物的酸碱性

提起食物的酸碱性，很多人往往根据口感来判断，认为吃起来酸的食物就是酸性的，比如柠檬、山楂等。其实，食物的酸碱性不是简单地通过味觉来判定的，而是根据食物在人体内最终的代谢产物来划分的。

我们平时食用的杨梅、柠檬、山楂、橘、柑、橙、柚、西红柿、腌制的酸白菜等酸味果蔬，实际上都不是酸性食物而是碱性食物。这是因为这些酸味果蔬在体内消化过程中均变成碱性物质。

酸碱性食物见表 1-9。

表 1-9　酸碱性食物一览表

强酸性食物	蛋黄、乳酪、甜点、白糖、金枪鱼、比目鱼、柿子、柴鱼
中酸性食物	火腿、培根、鸡肉、猪肉、鳗鱼、牛肉、面包、小麦、奶油

续上表

弱酸性食物	白米、花生、啤酒、白酒、红酒、海苔、章鱼、巧克力、空心粉、葱、油炸豆腐、泥鳅
强碱性食物	葡萄、茶叶、葡萄酒、海带、柑橘类、柿子、黄瓜、胡萝卜、核桃
中碱性食物	萝卜干、大豆、番茄、香蕉、草莓、蛋白、梅干、柠檬、菠菜
弱碱性食物	红豆、苹果、甘蓝、豆腐、卷心菜、油菜、梨、马铃薯、洋葱、南瓜子、葵瓜子、杏仁、腰果、芝麻

总之，理想且健康的人体体液为弱碱性。防止体液趋酸化的关键是保持体液酸碱平衡。具体对策是：不长期过量食用大鱼大肉，要在配餐过程中将酸性食物和碱性食物搭配食用。

温馨小贴士

为了防止体液的酸性化，在日常生活中应将酸、碱性食物的摄取比例控制在1∶4，保证营养摄入的均衡。多选择进食偏碱性食物，在食用酸性食物尤其是肉类时，一定要同时食用充足的蔬菜。

五色养五脏，宜搭配食用

根据营养专家的分类，食物的颜色主要分为白色、黄色、红色、绿色、黑色五类。不同颜色的食物，给人体补充的能量不一样，食用功效也不一样。中医理论也认为，五色分别对应人体的肝、心、脾、肺、肾五脏，营养相应的脏器。

因此，健康专家建议，日常膳食中要注意五色食物合理搭配，以获得均衡营养，为健康保驾护航。作为离退休人员，我们应该每天摄取几份色彩丰富的食物，并有意在份量上合理搭配，以尽可能多地摄取各种营养，更好地协调五脏，远离疾病。五色食物的主要营养及功效见表1-10。

表1-10 五色食物的主要营养及功效

五色	主要营养	主要功效	代表食物
红色食物	番茄红素、花青素、原花色素、β-胡萝卜素、鞣花酸等	抗氧化、清除自由基、预防心血管疾病、养护前列腺、防癌抗癌等	红肉、红辣椒、胡萝卜、红枣、番茄、草莓、苹果等
黄色食物	类胡萝卜素、叶黄素、玉米黄质、槲皮素、橙皮苷等	养护眼睛、滋润肌肤、祛痰止咳、延缓衰老等	玉米、大豆、南瓜、柿子、黄花菜、橙子、柚子、杏等
绿色食物	β-胡萝卜素、异硫氰酸酯、叶黄素、玉米黄质、儿茶素、叶绿素等	促进新陈代谢、降低胆固醇、养护心血管、预防白内障等	各种绿叶蔬菜
白色食物	大蒜素、槲皮素、大豆异黄酮、优质蛋白质、钙等	保护心脏、调节免疫、消除疲劳、平衡内分泌、预防骨质疏松、排毒养颜等	大米、面粉、白菜、白萝卜、冬瓜、菜花、竹笋等
黑色食物	白藜芦醇、鞣花酸、花青素、花色柑等	降低血脂、抗炎防癌、预防糖尿病、瘦身减肥、保护视力、改善血液循环、增进肌肤光滑度等	黑豆、黑芝麻、黑米、黑木耳、乌鸡等

温馨小贴士

一般来说，叶菜类的叶子颜色愈深，所含钙、铁、胡萝卜素、维生素 B_2 及维生素 C 也愈多。其中，深色菜叶钙和铁的含量比浅色菜叶要多 1～2 倍到数十倍；胡萝卜素、维生素 B_2 及维生素 C 要多 5～10 倍或 10 倍以上。

五味调和，相得益彰利健康

我们日常食用的食物有“五味”，即酸、甘（甜）、苦、辛（辣）、咸。食味不同，生理作用亦不同。五味调配得当，才能相得益彰，增进食欲，有益健康；反之，五味偏颇，则会给身体健康带来弊端。

《黄帝内经》明确指出：“谨和五味，骨正筋柔，气血以流，腠理以密，如是则骨气以精，谨道如法，长有天命。”这也说明五味调和得当是身体健康、延年益寿的重要条件。

因此，在日常饮食中，铁路离退休职工要注意五味调和。下面我们具体了解一下食物五味，见表 1-11。

表 1-11　食物五味一览表

五味	生理作用	偏颇弊端	代表食物
酸	适当吃些酸食，可健脾开胃，促进食欲，并可增强肝脏的功能，提高钙、磷元素的吸收	过量食用可引起胃肠道痉挛及消化功能紊乱，故脾胃不和者宜少食	橙、柠檬、山楂、荔枝、葡萄、柚子、橘子、醋、杏等

续上表

五味	生理作用	偏颇弊端	代表食物
甘	甘味具有补养气血、解除肌肉疲劳、调和脾胃、缓解疼痛、解毒等功效	过食甜腻之品，则会壅塞滞气、助湿生痰，甚至诱发糖尿病	薏米、丝瓜、黄瓜、白菜、山药、甘蔗、苹果、西瓜、蜂蜜、红枣
苦	苦味具有消除烦躁、清热解毒、泻火通便、利尿等作用	多食会引起腹泻、消化不良等症	百合、香椿、苦瓜、杏仁、金银花、茶叶
辛	辛味可发散、行气、活血，能刺激胃肠蠕动，增加消化液的分泌，还能促进血液循环和机体的代谢	食之过量会刺激胃黏膜，故患痔疮、肛裂、消化道溃疡、便秘者不食为好	白萝卜、葱、生姜、辣椒、胡椒、桂皮、白酒、药酒
咸	咸味能软坚润下，可调节人体细胞和血液之间的渗透压平衡及正常的水盐代谢	每天摄入食盐量不宜过多，过食可诱发水肿、高血压、动脉硬化等	苋菜、紫菜、海参、海带、海蜇、蟹肉、蛤蜊、螺蛳、鸭肉、猪肉

温馨小贴士

五味中“咸”是最关键的味。一些海产品和某些肉类都属于咸味食品，但生活中最常见、最具代表性的咸味剂还是“盐”，为了健康，必须控制其摄入量。

食物有干稀，搭配吃才健康

每顿饭应该有干有稀，干稀平衡对健康有益。所谓干，指米饭、馒头、花卷、饼、面包、糕点等；所谓稀，指粥、汤、奶、豆浆等。干稀平衡主要体现在“稀”的作用上。

干稀搭配在一起有助于消化，因为粥、汤、奶、豆浆对食物消化有特殊作用。首先，能够湿润口腔和食道，使进食顺畅。其次，粥作为半流质食品，能够刺激口腔分泌唾液和刺激胃分泌胃液，因而有利于对干食的消化吸收。

干稀搭配进食能够更多地吸收一些营养素。如馒头（或花卷）配玉米糊，窝头配大米粥，红薯配小米粥，窝头配面汤……都能够起到蛋白质互补的作用，提高了蛋白质的利用率。粥能够提供丰富的维生素 B_1、维生素 B_2、烟酸等。米饭或面食配汤，如配海带汤，可以摄取更多的碘；配鱼汤，可以吸收丰富的不饱和脂肪酸。

干稀搭配得当还会有一定的营养保健功效。如同时吃用标准粉和玉米粉混合制成的发糕与赤小豆粥（赤小豆与米熬粥），既能使所含不同氨基酸互补，又具有清热解毒的保健功效。传统养生学认为，大米、小米的米汤具有补气健脾、养胃益肠、止渴利尿等功用。米中含的维生素 B_1、维生素 B_2、烟酸等，熬成粥后，在米汤中分别溶有 83%、50%、78%。

另外，米饭或面食配菜汤（新鲜蔬菜汤），可吸收菜汤中溶出的大量生理性碱性物质，使体内血液呈正常的弱碱性状态，能够防止血液趋酸化，并能清除污染物及毒性物质。

因此，在日常饮食中，铁路离退休职工要干稀食物搭配着吃，以免只吃干饭影响营养的吸收，或者引起便秘。

温馨小贴士

饮食中要避免“汤泡饭”。因为汤和饭混在一起，食物在口腔中没有经过咀嚼就随汤一起咽下去了。由于舌头上的味觉神经没有得到充分刺激，胃和胰脏分泌的消化液不多，吃进的食物不能很好地被消化吸收。

饥饱适度，规律进食

孙思邈在《千金要方》中说：“饮食以时，饥饱得中。”说的是饮食要定时，要适可而止，常处于不饥不饱的平衡状态。

不饥不饱，始终保持平衡状态，能够使胃肠功能有严格的规律性，因而摄取营养正常有序，新陈代谢功能正常有序，自然有助于健康长寿。

过饥过饱，都可能引起人体生理活动秩序紊乱，甚至引发疾病。过饥，摄食不足，营养供给不上，身体虚弱，抵抗力降低，极易引起疾病；过饱，食物超过脾胃的消化、吸收和运作能力，轻则导致饮食停滞，脾胃损伤，重则引起疾病，譬如因营养过剩而导致肥胖症。

专家认为，维持饥饱平衡的可行之道是每餐只吃八分饱，未饱先止。

此外，饮食定时，规律饮食，对身体健康也很有益。规律地进食，可以保证人体消化吸收过程有节奏地进行，使脾胃功能协调配合，有张有弛，维持平衡状态。

现代研究表明，早上7点前后、中午12点前后及晚上6点前后，这三个时间段内人体的消化功能特别活跃。而一般混合性食物在胃中停留的时间，素食约为4小时，荤食约为6小时，然后由胃进入小肠，当胃中食物排空至一定程度时，便产生饥饿感，需再次进食。所以，经常有规律地定时进餐，养成良好的饮食习惯，对胃肠的消化吸收功能是大有裨益的。

如果饮食不定时而随意进食或零食不离口，使胃肠始终处于充盈状态，得不到适当的休息，打乱了胃肠虚实交替的活动规律，就会导致胃肠功能失调，长此以往，势必使食欲逐渐减退，甚至产生厌食感，严重影响身体健康。

因此，铁路离退休职工平时饮食要遵循饥饱适度、规律进食的原则。由于老年人脾胃功能薄弱，因此铁路离退休职工可以少食多餐，不必拘泥于一日三餐。

温馨小贴士

为了适应生理活动和工作劳动的需要，饮食必须注意一日三餐的合理分配。自古以来，健康专家就一直主张“早饭宜好，午饭宜饱，晚饭宜少”。

养成良好的饮食习惯

进餐的顺序有讲究

生活中，很多人对进餐顺序不太了解，一般都是有什么就吃什么。也有的人按照传统的进餐顺序，先吃饭菜，再喝汤润喉，然后吃些甜点和水果。其实，这都是不符合科学饮食原则、不利于人体健康的。

因为各种食物营养成分不同，所以食用也就有一定的顺序。比如水果的主要成分是果糖，可以被人体直接吸收，吸收部位主要在小肠，而米饭、面食、肉食等淀粉及含蛋白质成分的食物，则需要在胃里停留一段时间才能被消化吸收。

如果饮食中不讲究顺序，或者顺序不对，就会影响食物的消化吸收，也会影响自己的食欲，时间长了容易患上肠胃疾病。因此，我们在日常饮食中要遵循正确的进餐顺序，尤其是铁路离退休职工由于在职时工作实行 24 小时倒班工作制，饮食不规律造成肠胃功能减弱，更要注意用餐的顺序。

专家指出，正确的进餐顺序是，先喝点汤，然后再吃青菜、饭、肉，半个小时后再吃水果。

饭前少量饮汤，能使整个消化器官活跃起来，使消化腺分泌足够的消化液，为消化食物做好准备。之后先吃青菜，再吃主食和肉类，因为人在空腹时，食欲旺盛，摄入蛋白质和脂肪很容易过量，这样吃蔬菜的欲望就会减弱。因此，吃饭时先吃适量的蔬菜，可减少主食和脂肪的摄入，并延缓其消化速度。

饭后半小时可以吃点水果，当然也可在餐前 1 小时吃水果，因为水果是生食，吃完后再进食熟食，体内的白细胞就不会增多，有利于保护机体免疫系统。饭后也可以吃点甜点（如甜汤、点心等），但是甜品不宜吃得过多，应注意让胃留出一点“空间”来，这样才有益于肠胃的消化。

温馨小贴士

饭后不要立即吃水果。如果吃完饭后立即吃水果，消化慢的淀粉和蛋白质就会阻塞消化快的水果，所有的食物就会被搅和在胃中，水果在体内高温下容易腐烂而产生毒素，极易使身体得病。

一日三餐，吃对了吗

不要以为我们天天吃饭，就一定吃得科学。有关机构调查发现，日常生活中，许多铁路离退休职工一日三餐吃得并不科学，且已经养成了众多不良的饮食习惯。因此，要想吃出健康，我们首要解决的就是吃对一日三餐。

早餐时间

有些铁路离退休职工不重视早餐，这对身体健康非常有害。要知道从晚餐到次日早餐，往往间隔10多个小时，早晨起床后胃中的食物已经消化一空，此时急需补充食物。如果养成不吃早餐的坏习惯，不仅会影响身体的正常机能，还容易出现精神萎靡、反应迟钝、肠胃紊乱、营养不良等情况。

营养学家提醒铁路离退休职工，每天必须吃好早餐，并且早餐在每天的7~8点吃最科学。这是因为这一时间段人的食欲最旺盛，而且每天起床20~30分钟后再吃早餐最合适（给肠胃恢复的时间）。另外，早餐与午餐以间隔4～5小时为宜。

那么，早餐应该吃什么呢？健康早餐应该荤素搭配、干稀适当、营养全面。一顿高质量的早餐讲究的是食物营养组合的合理性。早餐食物可分为谷类、蔬菜、水果、肉蛋和奶类，如果食用了两类或少于两类就视为早餐质量差，食用了其中的3类则为早餐质量较好，如果能食用4类则早餐营养充足。

营养早餐推荐

（1）鸡蛋挂面+苹果+酸奶：这是一份高蛋白、低脂肪早餐，而且维生素、矿物质也不缺。

（2）瘦肉炒米粉+牛奶+香蕉：这份早餐营养全面，富含碳水化合物、蛋白质、脂肪、维生素等。

（3）花卷+豆浆+鸡蛋+香蕉：这份早餐搭配也能满足能量和营养的需求。

（4）酸奶+肉包+蔬菜：荤素搭配、营养全面，酸奶富含乳酸菌，对人体的贡献高于牛奶。

温馨小贴士

清晨，人的脾胃功能尚未完全恢复，常使人食欲不佳。因此，早餐不宜进食油腻、煎炸、干硬及刺激性大的食物，否则容易导致消化不良。

午餐时间

午餐是最不能忽视的，它应该占一天营养中的40%（早、中、晚餐的比例为3:4:3），对人在一天内的体力和脑力的补充起着承上启下的作用。那么，如何吃午餐才科学呢？

事实上，健康的午餐应以五谷杂粮为主，配合大量蔬菜、瓜果，适量肉类、蛋类及鱼类，应具有低油、低糖、低盐、高膳食纤维的特点。营养的午餐要注意以下几点。

（1）只吃八分饱。午餐虽然重要，但也不要暴饮暴食，吃八分饱即可。因为我们吃午餐后，身体中的血液将集中在肠胃来帮助消化吸收，在此期间大脑处于相对缺血缺氧的状态。如果午餐吃得过饱，就会延长大脑缺血缺氧状态的时间，进而影响下午的身心状态。

（2）必须吃主食。有些人午餐不吃或很少吃主食，认为不摄入碳水化合物就能起到控制体重的作用。殊不知，长期如此，不仅会导致营养不良，还会使身体的免疫力下降，容易发生感冒、过敏等疾病。

（3）科学吃水果。饭前吃水果，宜在饭前半小时至 1 小时吃；饭后吃水果，宜在饭后 2 小时吃。许多人习惯饭后立即吃水果，其实这样无形中增加了肠胃的负担。

营养午餐推荐

（1）糙米饭 + 拌蘑菇 + 生菜沙拉 + 红烧鲤鱼 + 海带豆腐汤 + 酸奶、香蕉（饭后点心）：这款午餐营养全面，饭后点心宜午饭后 2 小时再吃。

（2）米饭 + 海蜇拌菠菜 + 西蓝花炒牛肉 + 西红柿鸡蛋汤 + 酸奶、草莓（饭后点心）：这款午餐荤素搭配得当、营养素种类齐全，但注意只能吃八分饱。

（3）花卷 + 拌黄瓜 + 土豆烧牛肉 + 虾皮紫菜汤 + 酸奶、奇异果（饭后点心）：花卷可以换成馒头、发糕或面条，黄瓜也可以换成其他凉拌菜。

（4）米饭+清炒白菜+肉沫烧豆腐+紫菜鸡蛋汤+酸奶、苹果（饭后点心）：科学午餐应该注意搭配不同颜色的蔬果。

温馨小贴士

许多人在离退休前就养成了吃午餐过快的坏习惯。研究发现，午餐的进食速度过快，不仅容易导致脂肪堆积，还易加重胃肠负担，引起消化不良、胃痛、便秘等症状。因此，从现在起一定要改掉吃午餐太快的毛病。

晚餐时间

健康晚餐的首要原则是要少吃。原则上，晚餐所提供的热量应不超过全天膳食总量的30%。研究发现，如果晚餐摄入过多热量，会引起血胆固醇增高，久而久之易诱发动脉硬化及心脑血管疾病。此外，晚餐过饱，血液中糖分、脂肪酸等浓度就会增高，再加上晚餐后活动量小、热量消耗少，时间长了会导致脂肪堆积，不仅会使身体肥胖，还会因此而患上多种“富贵病”。因此，晚餐要适当少吃，以吃七分饱为宜。

此外，晚餐要偏素。千万不要以为忙碌了一天，消耗了许多能量，晚餐就应该美美地吃上一顿。其实，晚餐过于丰富，对健康有害无益。如果晚餐摄入的蛋白质过多，人体吸收不了就会滞留在肠道内，会变质，产生氨、吲哚、硫化氢等有毒物质；如果晚餐摄入脂肪过多，会导致血脂升高。因此，晚餐一定要偏素，以富含碳水化合物为主，尤其应多吃一些新鲜蔬菜，尽量减少过多的蛋白质、脂肪类食物的摄入。

营养晚餐推荐

（1）黑米紫米粥＋西红柿土豆汤：一碗综合谷物粥加一份蔬菜汤是健康晚餐的好选择。

（2）小米粳米粥＋尖椒土豆片：晚餐不要太复杂，以简单素食为主。

（3）荞麦饼＋酸菜土豆丝＋青菜豆腐汤：这款晚餐富含膳食纤维，干稀搭配，但要注意进食的量。

（4）酸菜面条＋拌三丝：凉拌蔬菜是晚餐的好选择，拌三丝由土豆丝、海带丝和胡萝卜丝搭配组成。

温馨小贴士

一个健康的胃大约只有拳头大小，当我们吃下太多食物，把胃撑得过大，又塞得满满时，会让消化过程受到很大的阻碍，就像炉子里加了太多的煤炭，留有很少的空气助燃，反而会阻碍燃烧。因此，晚餐宜适当少吃一些。

科学控制盐的摄入量

盐是厨房中的“百味之王”，有清热、解毒、凉血的功效，是日常饮食中不可缺少的调味品，但是过量食用对身体不利。

食盐的主要成分是氯化钠，人体对钠的需求量是很小的。如摄入过量的钠，可使血容量增加，加重心脏和肾脏的负担，进一步引起排钠障碍，从而使血压升高，还会引起血管硬化。

吃盐过多，让人产生口渴的感觉，需要喝大量的水来缓解，长期大量摄取盐会导致身体浮肿，增加肾脏的负担。科学调查显示高血压、冠心病、脑溢血及胃癌的发病率与食盐摄入过多有关。而盐的摄入量越多，尿中排出钙的量就越多，钙的吸收也就越差。这就是说，少吃盐就等于补钙。

因此，日常饮食中我们要注意食盐的摄入量，尤其是铁路离退休职工饮食尽量清淡少盐。《中国居民膳食指南（2016）》提出，成人每日钠盐摄入量应不超过 6 克。但很少有家庭能够精确地掌握这样的用量，口重的人不但炒菜爱放盐，日常佐餐的酱豆腐、咸菜、面酱等调味品也增加了盐的摄入，食盐过多的危害必须引起重视。

如何减少用餐时盐的摄入量呢？营养学家提醒，不妨这样做：烹调时，少加盐或不加盐，在餐桌上放一个小小的盐瓶，在就餐的时候按照个人口味撒盐。就餐时放的盐主要附着于食物和菜肴的表面，不像烹调用盐渗透进食物内部，尽管如此，但食物吃起来一样有滋有味，却可减少将近一半的食盐摄入量。

此外，还要不吃或少吃盐腌食品，改变烹调方式，减少食盐调味食物的摄入。做菜时，用酱油、豆酱、芝麻酱调味，或用葱、姜、蒜等香料提味。5 克酱油、20 克豆酱所含的盐分相当于 1 克盐，而且做出的菜比直接用盐味道更好。

温馨小贴士

饭局多或者口味较重的人应多吃水果和蔬菜，每周保证两次出汗运动，因为出汗可以排盐。此外，可每周吃一顿无盐餐，这样有利于平衡细胞内外渗透的压力，从而逐渐将口味调淡。

爱吃甜食埋下健康隐患

生活中，很多人喜欢吃甜食，再加上现在市面上卖的甜食越来越精细，色、香、味俱全，人们更是难以抗拒它的诱惑。但是，普林斯顿大学的研究发现，过量摄取甜食和吸毒一样都会上瘾，难以戒掉。更糟糕的是，爱吃甜食会给身体健康带来隐患。

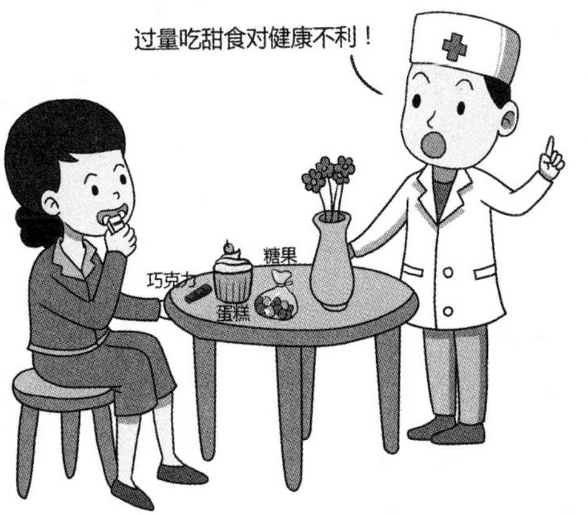

大多数甜点、饼干、饮料等甜味食品中都含有大量的白糖或糖浆，摄入过多，剩余的热量就会转化为脂肪储存在体内，容易引起胰岛素分泌过多、脂肪代谢紊乱。同时，糖分的摄入增加了饱腹感，会影响机体对蛋白质、维生素、矿物质等营养成分的吸收。从代谢的角度来看，糖分的代谢过程需要消耗大量的维生素和矿物质，过量进食易引发维生素不足、缺钙、缺钾等问题。

另外，科学研究发现，贪恋甜食对大脑的作用与吸烟类似，会刺激大脑，使人产生依赖。一旦停止进食甜食，就会产生烦躁不安等情绪。

因此，日常饮食中，铁路离退休职工要注意糖的摄入量，少吃甜食。营养专家建议，每天糖的摄入量最好不要超过 40 克。

然而在如今生活中，一不小心糖的摄入量就会超标，比如一勺果酱约含糖 15 克，1 个蛋筒冰淇淋约含糖 10 克，一瓶可乐含糖达50克，一款蛋糕含糖量在25克左右。很多零食、点心、糖果、饮料等食物大多含糖量较高，远远超过了人体所需，因此一定要避免大量食用这些食物。

温馨小贴士

相对蔗糖、葡萄糖来说，吃红糖、低聚糖、糖醇类甜味剂（包括木糖醇、山梨糖醇、甘露糖醇、麦芽糖醇等）更健康。此外，烹调或者喝热饮时要少放糖，如果一定要放糖，果糖、蜂蜜比蔗糖、葡萄糖更好。

“趁热吃”真的科学吗

生活中，很多人喜欢吃很热很烫的食物，尤其是在寒冷的冬季，一些上了年纪的人觉得吃热的食物不会让肠胃着凉，于是无论吃饭还是喝水都趁热。殊不知，这种习惯是十分有害的。吃过热的食物，诸如滚烫的米粥，刚出锅的油条、烧饼，易使口腔黏膜充血，损伤黏膜造成溃疡。

科学研究发现，人体在37℃左右的情况下，口腔和食管的温度多在36.5℃～37.2℃，最适宜的进食温度在10℃～40℃，一般耐受的温度最高为50℃～60℃。当感到很热时，温度多在70℃左右。经常吃热食的人，在温度很高的情况下也不觉得烫，但是在接触75℃左右的热食热饮时，娇嫩的口腔、食管黏膜会有轻度灼伤，灼伤的黏膜表层会及时脱落、更新，基底的细胞会迅速增生、更新、补充，久而久之，增生的细胞速度会异常加快或在不良刺激下发生变异，如果经常吃温度超过60℃的烫食或茶水，将会在不断烫伤、不断修复中发生癌变。

热饮热食对食物的消化吸收也不利。食物太烫，在口腔停留时间偏短，唾液分泌及与之混合过程都不充分，这不利于饮食的消化吸收。

医学临床证明，长期食用过热的食物还会破坏味蕾，影响味觉神经，使人食欲减退。高温烫食对牙龈、牙齿也有害处，它能造成牙龈溃烂和过敏性牙病。

可见，饮食过烫，不论从防癌或一般饮食健康角度分析，都属于不科学、不良的生活习惯。因此，铁路离退休职工在日常饮食中，要避免吃太热的食物。在食用热食前，可以先用嘴唇试试温度，以与嘴唇温度相近的为佳。嘴唇感觉过烫的食物不宜立即食用，要先放置3～5分钟后再吃。饮用温开水的最佳温度为30℃，为驱寒可达40℃，但为保护胃黏膜，不宜饮用超过50℃的水。

温馨小贴士

特别需要注意的是，大多数老年人的感觉神经都比较迟钝，对烫食的反应也不敏感，是最容易被食物烫伤的人群，应引起人们的高度重视。

最好不要吃剩饭剩菜

日常生活中，每顿饭的饭菜量不可能刚刚好，剩饭剩菜是常有的事。有些人觉得吃不完的饭菜直接倒掉未免可惜，于是便下顿热了继续吃。不过，必须指出的是，剩饭剩菜的营养远远不如现吃现做，还可能会产生有害物质。

剩米饭中所含的主要成分是淀粉，淀粉加热到60℃以上时会逐渐膨胀，发生“糊化”，糊化的淀粉冷却后会发生老化，人体对这种老化淀粉的水解和消化能力较弱，容易引起消化不良。

剩菜中的绿叶蔬菜中含有水溶性维生素C，再次加热的话，这种维生素就会被破坏；而蔬菜中还含有硝酸盐，细菌会将其还原成亚硝酸盐，放置的时间越长产生的亚硝酸盐也就越多。亚硝酸盐是诱发胃癌的危险因素之一。隔夜剩菜中产生亚硝酸盐较多的蔬菜有菠菜、菜花、豆角、青椒等。

此外，隔夜饭菜还会受到细菌污染，很容易引发胃肠炎，尤其是一些高蛋白、高脂肪的剩菜，在细菌的作用下，大部分会产生有害物质，如硫化氢、胺、酚等，这些物质对人体健康有害。

因此，日常饮食中铁路离退休职工食用剩饭剩菜要注意。一般剩饭保存的时间以不隔餐为宜，即早晨剩饭中午吃完，中午剩饭晚上吃完，尽量在5~6个小时内吃完。并且剩饭剩菜放置的时间越长，产生的细菌和毒素就越多，而高温可以消灭细菌和病毒，所以剩饭剩菜食用前一定要热透。

对于剩菜应尽量剩下荤食，不剩素菜，蔬菜最好不要隔夜吃。而凉菜不论好坏都不宜剩下，凉菜不经加热，含有的细菌很难被杀死。其实，为了减少剩饭剩菜的负面影响，最好的办法就是吃多少做多少，这样既不浪费也有利于身体健康。

温馨小贴士

这几种隔夜的食物是绝对不能吃的：绿叶菜，产生亚硝酸盐，有致癌作用，加热也不能去除；海鲜，易产生蛋白质降解物，会损伤肝、肾功能；凉拌菜，加工时就受到了较多污染，隔夜的话更易变质；银耳汤，营养成分会减少，并产生亚硝酸盐。

饭前适当喝点汤

汤是餐桌上不可缺少的佳肴，它之所以深受人们的喜爱，主要是因为使用优质的荤素原料煨煮而成，能保持原汁原味，味美可口，其中养分又易吸收，老少皆宜。那么，汤是饭前喝好，还是饭后喝好呢？

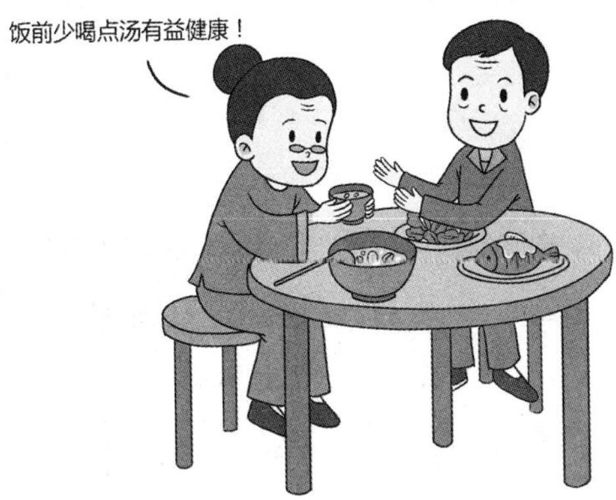

餐厅里上菜时一般会把汤留在最后，生活中也有不少人喜欢饭后喝汤。其实，饭后喝汤，不仅容易导致体内营养过剩，还会稀释胃液，不利于消化吸收。因此，专家建议，饭前适当喝点汤好。

人的口腔、咽喉、食道到胃，就像一条管道，是食物的必经之路。饭前先喝点汤，就等于给这段道路加上了“润滑油”，可使食物顺利下咽，防止干硬食物刺激消化道黏膜。尤其是老年人，这种做法更是十分必要的。

饭前喝汤，有利于食物稀释和搅拌，促进消化吸收。饭前喝汤还可使胃内食物充分贴近胃壁，增强饱腹感，从而抑制摄食中枢，降低人的食欲，减少食物的摄入，有助于预防肥胖，对于血压、血糖的稳定也很有好处。

此外，科学研究发现，饭前喝汤可以有效减少食道炎、胃炎等疾病的发生。诸多资料表明，常喝各种汤、牛奶、豆浆的人，消化道也最容易保持健康状态。

可见，饭前适当喝点汤对健康很有好处。因此，铁路离退休职工不妨养成饭前喝点汤的习惯。不过，饭前喝汤也要掌握好时间，一般在进餐前20分钟左右喝效果最佳，吃饭时也可缓慢少量饮汤。

需要注意的是，饮汤并非越多越好，早晨人体缺少水分，可适当多喝，而中晚餐时喝半碗就可以了，尤其是晚上宜少饮，以免尿频影响睡眠。

温馨小贴士

喝完汤后，不要忙着吃鸡鸭鱼肉，可以先吃点新鲜的蔬菜，把胃填充一大半，再吃些主食，最后吃肉，这样既能满足营养的需求，又可以大大减少对肉类食品的摄入。

只吃素容易营养不良

如今，吃素日渐成为一种时尚。吃素不仅能为人体补充所需的维生素，还有助于排毒养颜、避免脂肪堆积，于是越来越多的人加入素食主义的热潮中。那么，吃素到底好不好呢？这里，我们对素食和荤食所含营养作一个比较。

素食与荤食的最大区别在于蛋白质质量的优劣。肉类、奶类、蛋类的蛋白质是完全蛋白质，可称为优质蛋白质。而素食中的植物蛋白质除了大豆外，质量均较差。由此可见，素食的蛋白质不如荤食的蛋白质质量好。

素食中多含有维生素C和胡萝卜素，而荤食中往往缺乏，但有的荤食如鱼类、肝类、蛋类维生素A和维生素D的含量却比植物性食物丰富。荤食含纤维素较少，而素食含纤维素却很丰富。

从以上营养素的对比可以看出，荤食中蛋白质、磷、钙、脂溶性纤维素优于素食，而素食中不饱和脂肪酸、维生素C和纤维素又胜于荤食。

因此，荤食和素食各有所长，又各有所短。从营养的角度看，素食和荤食都不能满足人体的需要。长期吃素，体内蛋白质含量不足，容易造成营养不良和贫血。缺乏脂肪则会使体内的维生素A、维生素D、维生素E、维生素K及微量元素缺乏，从而降低身体的免疫力。肉类中的锰元素易被人体吸收，而植物中的锰元素很难被人体吸收，长期吃素会引起体内的锰缺乏，进而引发乏力、骨痛、牙齿脱落、骨质疏松、骨折等问题。

因此，铁路离退休职工不要长期吃素，尤其营养不良、低血糖的人更不能只吃素食。而对于血脂偏高、体型偏胖的铁路离退休职工来说，可以在1个月内进行1~2天的全素食。

温馨小贴士

节假日人们往往吃得多，所以医学专家认为，节假日后应多吃些素食，以排除油腻、清胃通肠，并降低血脂、保护心血管。

不要等到口渴了才喝水

我们都知道，多喝水对身体健康有利。科学研究发现，成年人每天需要补充2000毫升左右的水分。不过，日常生活中，许多人往往都是感到口渴时才想起喝水，其实这种做法对人体健康有害无益。

研究发现，当人体丢失占体重2%的水分时，人才会感到口渴，事实上，此时人体已经处于轻度脱水的状态。身体脱水的早期症状有疲劳、食欲不佳、皮肤潮红、胃部发热、轻微头痛、口干、嗓子干、热耐受不良、尿色加深等。

而当人体丢失占体重10%的水分时，就会严重影响工作和生活，其症状为恶心、虚弱、谵妄、高热等。当人体丢失的水分达到体重的10%～20%时，就属于严重脱水，其症状为吞咽困难、身体摇摆、笨拙、皮肤起皱、视力模糊、排尿疼痛、皮肤麻木、肌肉痉挛等。当人体丢失占体重20%以上的水分时，就会严重危及生命。

反之，当我们体内水分充足时，血液的黏度、关节的软骨组织、血液毛细血管、消化系统等都能有效地工作，我们也就更能处于最佳的健康状态。

由此可见，喝水对人体健康多么重要，因此铁路离退休职工平时要养成主动喝水的习惯，千万不要等到口渴时才喝水，而应该注意根据身体对水的恒定需求，适时进行补充。

一般来说，一个人每天至少需要补充2000毫升的水，运动的话对水的需求量更大。建议每隔2～3小时喝一杯水，早上起床的第一杯水尤为重要。

必须注意的是，2000 毫升水分不一定都由喝水获得，应该把食物里的水分一并算进去。事实上，我们每天吃的各种食物里含有大量的水分。如大多数水果、蔬菜中含有 90% 以上的水，而鱼类、鸡蛋中也含有约 75% 的水。简单计算一下，我们吃一顿饭，可以从食物中获取 300 ~ 400 毫升的水。因此，一日三餐我们大约可以从食物中获取 1000 ~ 1200 毫升的水。

也就是说，扣除三餐中由食物摄取的 1000 ~ 1200 毫升的水分，我们每天只要再喝 1000 ~ 1200 毫升的水就可以了。

温馨小贴士

其实，每天喝 1000 ~ 1200 毫升的水也不是绝对的。水的需求量应视每个人所处环境（温度、湿度）、运动量、身体健康情况及食物摄取量等而定，没有绝对的标准。

喝果汁并非多多益善

果汁酸甜爽口、营养丰富，还有保养肌肤、减肥瘦身等功效，备受人们欢迎。那么，喝果汁是不是多多益善呢？其实，

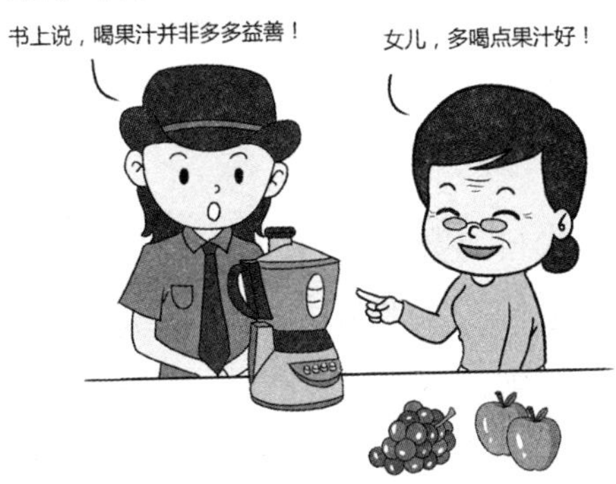
书上说，喝果汁并非多多益善！
女儿，多喝点果汁好！

果汁喝多了会冲淡胃酸，影响人体的消化功能，长期大量饮用果汁，容易导致人体营养不良。

此外，果汁在榨取过程中不可避免地会损失一些营养成分，如膳食纤维，大量

饮用果汁的时候，必然会减少水果的摄入量，这样人体就很容易缺乏纤维素。

研究还发现，果汁中含有果糖、山梨酸等难以消化的成分，过多摄入会引起消化不良和酸中毒的现象。并且果汁中的糖不能被人体吸收利用，过多饮用容易增加肾脏负担。

所以说，果汁固然好，但并非多多益善，生活中喜欢喝果汁的铁路离退休职工要注意控制好饮用量。那么，每天喝多少果汁合适呢？一般成年人每人每天饮用果汁量在200～250毫升为宜。并且要特别注意，每天饮用果汁的次数不宜超过3次。

营养专家还提醒，果汁属于低热量食品，不宜加糖饮用，以免导致摄入的糖分过多，给身体带来负担。果汁也不宜加热饮用，以免破坏果汁的营养成分，尤其是破坏果汁中的维生素C，还会导致果汁香味散失。

温馨小贴士

时令水果榨汁更健康。据了解，为了便于贮藏和运输，很多果农会提前把还没有成熟的水果摘下来，再用乙烯将它们催熟销售。这样的水果，食用后对人体健康有害。

不妨每天喝点茶

茶是一种天然、健康的传统饮料，数千年来为人们所乐饮，并且史书中很早就记载喝茶有养生健身的作用。现代研究发现，茶对人体具有几大特殊功效：提神解乏，利尿排毒，降脂减肥，防蛀除臭，消炎杀菌，延缓衰老，减轻重金属危害，预防辐射，活血化瘀，防止动脉粥样硬化、降低高血压和冠心病的发病率。

因此，铁路离退休职工不妨养成喝茶的好习惯，每天喝点茶。不过，专家提醒，喝茶也有一定的讲究。

每天喝茶不宜过多

喝茶虽对健康有益，但也不可饮用过度。每天最佳饮用量为 10 克茶叶泡茶饮用，一般以 3 克冲泡一杯为宜，一天 3 ~ 4 杯；如饮用过多，则会影响人体对食物中铁等无机盐的吸收，导致贫血，增加人体肾脏的负担。

茶叶冲泡 3 次为佳

从营养学的角度来说，第一次冲泡时，茶叶中 80% 的营养物质被浸出，第二次冲泡时 15% 的营养物质被浸出，第三次冲泡基本全部浸出。再从茶叶冲泡的香气和口感的角度来说，冲泡三次后，茶水的香气已十分清淡，品之仅与白开水略有不同。所以，一般的红茶、绿茶和花茶，以冲泡 3 次为佳。

不要喝太热的茶

太热的茶水会损害食管黏膜，食管黏膜在不断的破坏——修复的过程中，可能发生异常增生，导致癌前病变，最终发展成为食道癌。所以，喝茶不要贪热。

不要用保温杯泡茶

保温杯密封性非常好，在高温密闭环境中茶叶的营养会流失，其中的有益成分会挥发或者发生变化。所以，尽量不要使用保温杯泡茶。

不要在饭前饭后饮茶

空腹饮茶容易刺激胃液分泌，造成胃部不适。而在饭后马上饮茶则不利于食物的消化吸收，建议在饭后半小时再饮用。

保持茶具的清洁

经常喝茶的茶杯，内壁常常会长出一层茶垢。茶垢中含有的镉、铅、铁、砷、汞等多种金属物质，在泡茶饮茶时会进入人体，与食物中的蛋白质、脂肪和维生素等营养发生化学反应，生成难溶的沉淀，阻碍营养的吸收。

温馨小贴士

茶中的茶碱会降低磷酸二酯酶的活性，使胃壁细胞分泌大量胃酸，增加对溃疡面的刺激，从而影响溃疡面的愈合。缺铁性贫血者也不宜饮茶，因为茶中的茶多酚、鞣酸等物质会与食物中的铁发生化学反应，形成人体无法吸收的沉淀物，从而加重病情。

咖啡这样喝才科学

咖啡是从一种被誉为“神奇的可可”中提炼出来的物质，它含有咖啡因、鞣酸及大量钾盐，饮后能振奋精神、增进食欲、促进消化。因此，很多人都对它情有独钟。

不过需要注意的是，饮用咖啡切忌过量或形成习惯，否则容易成瘾。尤其对于铁路离退休职工来说，过量喝咖啡易引起诸多问题。如：会造成骨骼钙质的流失，易引发骨质疏松；会出现颜面潮红、脉搏加快、胸闷、眼花、耳鸣，甚至胡言乱语等症状；还会增加脂肪酸及甘油三酯的含量，刺激心肌，增加心脏负担及氧气的消耗量，影响血糖水平。

那么，如何喝咖啡才科学呢？

适量饮用

成人每日最好摄入不超过 200 毫升的咖啡，即每日喝咖啡不超过 3 杯；40 岁以后，不喝或少喝咖啡。

临睡前忌饮

临睡前忌饮，否则易导致失眠。咖啡的主要成分是咖啡因，它对人的中枢神经系统有较强的兴奋作用。一杯普通的咖啡约含咖啡因 100 ~ 150 毫克，饮用后可使人兴奋 4 ~ 5 小时。

酒后不能喝咖啡

酒后喝咖啡会使大脑从极度兴奋转入极度抑制，并刺激血管扩张，加快血液循环，极大地增加心血管负担，其危害超过了单纯饮酒的许多倍。

餐后饮用

咖啡最好在餐后饮用，因为它可以促进肠胃蠕动，帮助消化，可以分解刚吃下去的高热量、高脂食物，也不会因为空腹喝咖啡而对肠胃带来刺激。

温馨小贴士

有的人为了提神驱困，常借助高浓度的咖啡来刺激大脑和神经，这样做弊多利少。喝高浓度的咖啡后，极易出现烦躁、耳鸣、肢体颤抖等异常现象，有时还会出现短时间的血压升高，尤其是患有心脏病、高血压等病的人，更应慎饮。

日常健康食物巧选择

吃红枣，抗衰老气色好

传统医学认为，红枣有益气养血、健脾益智、抗疲劳的功效。民间有“一天吃三枣，终身不显老”之说。红枣味甘性平，能调百味。

现代研究发现，红枣中含有丰富的铁元素，能较好地防治缺铁性贫血；红枣中所含的环磷酸腺苷，能调节人体新陈代谢，促进新细胞的生成，并能增强骨髓造血功能，增加血液中红细胞的含量。

此外，红枣中B族维生素、维生素C和维生素D的含量都大大高于蔬菜和水果。其中B族维生素能促进皮下血液的循环，使皮肤和毛发更加润泽，经常食用使人有好气色；维生素可以减少黑色素在体内的积淀，从而有效减少色素和老年斑的产生。红枣中含有的生物类黄酮物质，能保护维生素C不受破坏，因此人们把红枣誉为“天然的维生素丸”，是人体抗衰老的补品。

红枣虽好，但不能贪多。红枣中含较多的糖分，食用过多容易损害牙齿健康，并且大量糖分存留在胃中，还容易使胃部泛酸，到了肠道内还会发酵，易导致腹胀。另外，红枣的枣皮不容易消化，食用时应细嚼慢咽。

温馨小贴士

红枣与桂圆搭配有益气养血的功效，与银耳搭配可滋阴润肺，与生姜搭配可散寒补血。红枣不宜跟黄瓜、萝卜和动物肝脏同食，以免破坏红枣中的维生素，影响其营养价值。

常吃玉米，延年益寿

随着人们生活水平的提高，大米白面这些精细食物成为了我们日常生活的主食。其实，以玉米为代表的粗粮，适当多吃一些，对我们的身体健康非常有益。玉米营养丰富，含蛋白质、脂肪、维生素 E、钙、钾、锰、镁、硒及丰富的胡萝卜素；玉米胚中含脂肪 52%，仅次于大豆；其蛋白质、脂肪含量均高于大米。玉米中钙的含量非常丰富，每 100 克玉米含近 300 毫克的钙，常吃能起到降血压的功效。

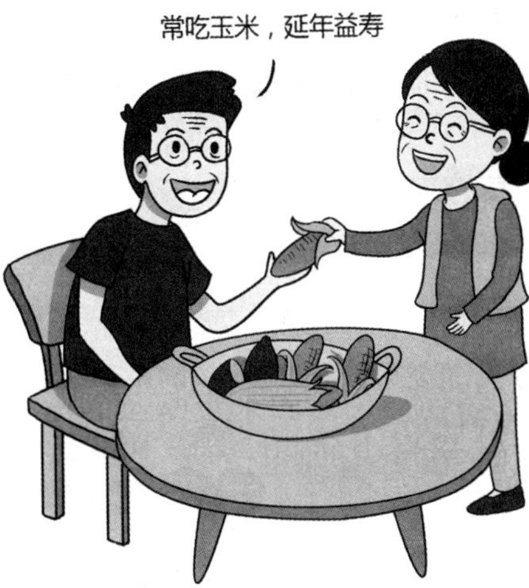

玉米中富含维生素 E、维生素 A、卵磷脂及微量元素镁，长期食用可降低胆固醇，防止动脉硬化，减少和消除老年斑与色素沉着斑；玉米中的维生素 B_2 及其他维生素等营养物质对预防心脏病、癌症等疾病有很大的好处。

此外，玉米含有的黄体素、玉米黄质可以对抗眼睛老化；玉米中还含有较多的谷氨酸，谷氨酸有健脑的作用，能解除代谢过程中氨的毒害作用。玉米是粗纤维食物，能让肠道加速蠕动，减少便秘，促进机体排毒。

可见，玉米是不可多得的保健佳品，常食有助于预防疾病，延年益寿。科学调查研究发现，世界五大长寿之乡的主食均为玉米。因此，在平时饮食中，铁路离退休职工应该常吃玉米，比如玉米粥、玉米面馒头、玉米排骨汤等，都是不错的选择。

温馨小贴士

玉米须也是不可忽视的保健佳品。玉米须含脂肪油、树胶、挥发油、生物碱等多种有机物，有降压、利尿及降血糖的作用。另外，玉米须能促进胆汁排泄，降低黏度，减少胆色素含量，有良好的利胆作用。

生姜，厨房里的健康卫士

俗话说："饭不香，吃生姜。"烹调食物时放些生姜能使菜肴清香可口。生姜不仅是厨房必不可少的调味品，还是厨房里的健康卫士。

生姜营养丰富，含有碳水化合物、蛋白质、纤维素，多种维生素及钙、磷、铁等矿物质。此外，生姜还含有挥发油、姜辣素等多种成分。生姜中含有的姜辣素和二苯基庚烷类化合物，具有很强的抗氧化性，能清除自由基，减少自由基对细胞的损害，有助于延缓衰老、预防癌症。

生姜独特的芳香气味能增进食欲。生姜所含的生姜酚，能刺激胃黏膜，促进胃液的分泌和肠壁的蠕动，有助于促进消化、增强胃功能。生姜中的姜辣素、姜烯油等成分，能促进头部的血液循环和新陈代谢，可以活化毛囊组织，将生姜汁涂于头皮，可有效防止脱发、白发，还可刺激新发生长。

生姜有益健康，但不宜多吃，因为生姜含有的姜辣素需要经过肾脏的排泄，如果食用过量，大量的姜辣素在排泄过程中就会对我们的肾脏造成一定刺激，易导致口干、咽痛、便秘等症状，所以每次食用不宜超过10克。

温馨小贴士

内热者最好不要吃生姜，否则会火上浇油。生姜变质后会产生致癌物，因此我们平时遇到烂姜、冻姜，千万要把它丢掉。

大蒜，杀菌消炎防疾病

大蒜是不少人偏爱的食物，常被用来防治某些疾病。大蒜营养丰富，含有蛋白质、脂肪、碳水化合物、膳食纤维、胡萝卜素、维生素C、维生素E及钙、铁、磷等，还含有维生素B_1、维生素B_2、烟酸、蒜素、柠檬醛及硒、锗等微量元素。

研究发现，经常吃些大蒜，能使体内亚硝酸盐等致癌物质的含量大大降低，对防治肺癌、胃癌有一定功效。大蒜中还含有抗病毒成分，能有效增强机体的免疫力，预防疾病。

大蒜可以防止心脑血管中的脂肪沉积，诱导组织内部脂肪代谢，显著增加纤维蛋白溶解活性，降低胆固醇，抑制血小板聚集，降低血浆浓度，增加微动脉的扩张度，促使血管舒张，调节血压，增加血管的通透性，从而抑制血栓的形成和预防动脉硬化。

此外，大蒜可促进胰岛素分泌，增加组织细胞对葡萄糖的吸收，提高人体葡萄糖耐量，迅速降低体内血糖水平，从而有效预防和治疗糖尿病。

可见，大蒜有很好的养生保健功效，所以铁路离退休职工在饮食中不妨经常吃点蒜。大蒜的吃法很多，可以直接生吃，可以捣成蒜泥食用，也可以配菜食用。

温馨小贴士

眼病患者最好不要吃蒜，否则易导致眼病恶化；腹泻患者吃蒜要悠着点，因为辛辣的大蒜素会刺激肠道，使肠黏膜充血、水肿加重；肝病患者也不宜吃蒜，否则会加重肝病患者的恶心等症状。

蜂蜜是天然的滋补佳品

蜂蜜是由蜜蜂采集植物的花蜜经过酿造而成的一种纯天然甜味食品。研究发现，蜂蜜中含有大量的营养物质。除了70% ~80% 的葡萄糖和果糖外，蜂蜜还含有与人体血清浓度相近的多种无机盐、维生素、有机酸、蛋白质、各种酶和钙、铁、铜、锰、磷、钾等微量元素。

蜂蜜中的葡萄糖、果糖进入人体后，可以不经过消化作用，而直接被人体所吸收利用，尤其适合老年人食用，因此又被称为“老年人的牛奶”。

此外，蜂蜜中几乎不含脂肪，因此心脏病患者经常食用蜂蜜对心脏功能恢复有益。蜂蜜还可以促进血管舒张，改善冠状动脉血液循环，有增强心肌功能的作用。蜂蜜对伤寒杆菌、大肠杆菌有较强的抑制作用，体弱多病者及老年人经常食用有良好的预防疾病的功效。

所以，对于铁路离退休职工来说，蜂蜜是不可多得的天然滋补佳品，适合经常食用。不过，蜂蜜虽好，也不可多食，否则易导致血糖升高。一般来说，成年人每天 1 ~ 2 匙加水服用即可。不要空腹喝蜂蜜水，否则易使体内酸性增加，久而久之会因胃酸过多易患胃溃疡或十二指肠溃疡。另外，购买时要挑选天然蜂蜜，假蜂蜜中会添加蔗糖、香料、雌激素等物质，食用后反而不利于身体健康。

温馨小贴士

食用蜂蜜时，要用温水冲饮，水温不宜超过 60℃。如果冲泡蜂蜜的水温过高，不仅会破坏其丰富的营养物质，还会导致其天然的色、香、味发生变化。

吃点醋，防病效果好

醋是我们日常生活中常用的调味品，以酸味而闻名。饮食上，适当吃点醋对健康非常有益。从现代营养学角度分析，醋中除了含有大量的醋酸外，还含有钙、铁、乳酸、甘油、脂肪酸，有较高的营养价值和保健功效。

醋虽然口味是酸的，但却属于碱性食物，食用有利于维持体内的酸碱平衡，有助于缓解疲劳、促进消化。醋中所含的酵素可以抑制和降低人体衰老过程中过氧化物的形成，能延缓肌肤老化。醋中所含的氨基酸不仅可以消耗体内脂肪，还能促进糖、蛋白质的新陈代谢，有良好的减肥瘦身的效果。

此外，醋可以增强肝脏的机能，促进新陈代谢，有利于肝、胆等疾病的预防；醋还可以扩张血管，有利于降低血压，并可以增强肾脏的功能，有利尿作用，并可降低尿糖的含量。

醋虽好，但如果食醋不当，也会产生一些不良的反应，对身体造成很大的危害。因此，要科学健康地食醋。

选择优质醋

质量好的醋，酸而微甜，带有香味，不仅是调味佳品，而且是良好的酸性健胃剂。不能食用不卫生的醋或醋精勾兑成的醋，否则会损害人的身体。

不宜直接喝醋

对于天然酿造的原醋，最好在喝之前加水稀释。直接喝未经稀释的原醋汁可能会呛喉，灼伤食道、胃部。

烹调时加点醋

烹饪中很多时候放点醋，既健康又美味。比如炒土豆丝、炒豆芽、炒藕片时放点醋，能让菜肴脆嫩爽口；熬小鱼、炖排骨时放点醋，有利于骨头中的钙溶解出来，利于人体吸收。

不宜过多食用醋

一般来说，在正常情况下醋的食用量，成人每日摄入20～40毫升为宜，最多不要超过100毫升。老弱妇孺、患者则应根据体质情况，减少醋的摄入量。

温馨小贴士

胃溃疡和胃酸过多的人，也应控制食醋量，食用过多会加重胃溃疡和胃部不适感；肾炎患者在病发期间，应慎食醋；骨伤患者不宜多吃醋，多食不利于恢复；胆石症患者食用过多的醋可能会诱发胆绞痛。

菌类是天然维生素宝库

食用菌类不仅味美，而且营养丰富，常被人们称为保健食品。传统养生学认为，经常食用菌类可使人“益智开心”、“坚筋骨、好颜色”，并有“益气不饥、延年清身”等奇妙作用。

菌类除了被公认为是一种高蛋白低脂肪的健康食品外，它还是天然维生素的宝库。其含有丰富的 B 族维生素、维生素 A、维生素 D 和维生素 C，其中维生素 B_{12} 的含量比肉类还高。此外，菌类食物中还含有活性多糖、氨基酸等成分，有抗病菌、防癌的作用。

所以，平时我们不妨食用一些菌类食品，比如香菇、金针菇、木耳等。

（1）香菇：含丰富的香菇多糖，可抑制体内胆固醇的形成及吸收，还有抗菌、抗病毒等作用。香菇多糖还可以通过免疫激活作用，增强人体免疫力，辅助抑制肿瘤的发展。

（2）猴头菇：富含多糖体、多肽类，对癌细胞有较强的抑制作用，同时能产生干扰素，提升白细胞活力，增强人体免疫力。

（3）金针菇：所含的氨基酸成分比较全，赖氨酸和精氨酸含量较高，能促进人体智力的发育，还可抗菌消炎、抵抗疲劳、防治心血管疾病。

（4）黑木耳：含铁量较高，常吃能养血驻颜；黑木耳中含有的胶质能吸附消化道中的有害物质并排出体外，可以保持肠道健康。另外，黑木耳中还含有抗肿瘤的活性物质，经常食用可防癌抗癌。

温馨小贴士

菌类干品在食用前需要用水泡发。在浸泡之前，一般先用水将其表面的尘土冲掉，再用20℃～35℃的温水浸泡，同时手指朝一个方向搅动或将菌类蒂部朝下抖动。待菌类泡发后，捞出控水即可。

抗衰保健“藕”当先

藕虽生在污泥中，但一出污泥则洁白如玉。其肉质脆嫩，营养丰富，除了含有大量的碳水化合物外，蛋白质和各种维生素及矿物质的含量也很丰富。

生藕性寒，有清热除烦、凉血散瘀、滋阴养血之功；熟藕性温，补心生血益肾，可以补五脏之虚，强壮筋骨，补血养血。藕段间的藕节因含有2%左右的鞣质和天门冬酰胺，其止血收敛作用强于鲜藕，还能解蟹毒。

此外，莲藕中维生素C和维生素E的含量丰富，能有效清除体内的自由基，保持肌肤弹性，延缓肌肤老化。莲藕中铁元素的含量也非常丰富，经常食用能使女性拥有好气色。莲藕具有独特的清香，还含有鞣质，能增进食欲、促进消化，其所含的黏液蛋白和膳食纤维可减少对脂类的吸收。

因此，铁路离退休职工饮食中不妨多吃点藕，以保健养生，预防生病。藕的食用方法有很多，生食可将其洗净去皮，切为薄片，加白醋及白糖调味，清脆甘香，酸甜可口。熟食除了炒藕丝、炸藕夹之外，还可制成多种小吃和名菜。如将藕洗净去皮，用糯米填塞在藕孔内，蒸熟后切成厚片，撒上白糖及少许桂花，为“桂花糯米藕”，是具有江南特色的小吃。

平时食用藕时，人们往往除去藕节不用。其实藕节是一味极好的止血良药，其味甘、涩，性平，含丰富的鞣质、天门冬酰胺，专治各种出血，如吐血、咳血、尿血、便血、子宫出血等症。民间常用藕节六七个，捣碎加适量红糖煎服，用于止血，疗效甚佳。

温馨小贴士

为使去皮的莲藕不变成褐色，将去皮后的藕放在稀醋水中浸泡5分钟后捞起擦干，就可使其保持玉白水嫩不变色。炒藕丝时，藕丝通常会变黑，如果一边炒一边加些清水，炒出来的藕丝就会洁白如玉。

常吃番茄，减少癌症发生率

番茄，又叫西红柿，不仅好吃，还含有丰富的营养，被称为“神奇的菜中之果”。近年来，科学研究发现，番茄是天然的防癌抗衰食品，其所含的番茄红素具有独特的抗氧化作用，能清除体内的自由基，可有效降低胰腺癌、直肠癌、口腔癌、乳腺癌等癌症的发生率；所含的谷胱甘肽，能清除体内的有害物质，使机体器官恢复正常功能，延缓各器官老化。

番茄的功效还不止这些，其含有的胡萝卜素、维生素A和维生素C等物质，有祛斑、美容、护肤的功效；经常吃些番茄，还能促进消化、维护心血管健康。番茄中的维生素 C 因为有机酸的保护，因而在储存和烹调过程中不易被破坏，并且容易吸收，对防治坏血病，提高人体免疫力有重要作用。

除此之外，番茄还有以下多种功效。

（1）将新鲜番茄去皮，捣烂取汁，每次饮服 100 毫升，每天 2～3 次，可以生津止渴，健胃消食。

（2）夏季用鲜熟番茄 10 个压榨取汁，制成冷饮，每次服 20～30 毫升，每天 2～3 次，可以防暑。

（3）每天清晨空腹吃新鲜番茄 1～2 个，连续 1 个月，可以辅助治疗高血压病及眼底出血。

（4）用番茄 100 克，鸭蛋 1 个，打散，烧成番茄蛋汤食用，可促进病毒性肝炎患者肝功能恢复。

（5）番茄汁 100 毫升，土豆汁 100 毫升，混合搅匀服用，早晚各 1 次，可以治疗慢性胃炎。

（6）取新鲜番茄 100 克，去皮捣汁，天麻 10 克煎取浓汁，两者兑匀饮服，每次 30 毫升，每天 2 次，可以治疗高血压病及高脂血症，需连服 1 个月。

（7）用番茄适量捣汁，加入少许蜂蜜，涂在面部等部位，每天 1 次，有助于美容养颜。

温馨小贴士

夏季不妨生吃番茄补充维生素 C，但脾胃虚寒的人不宜食用。并且不宜空腹食用番茄，因为番茄中的胶质、果胶、柿胶酚等成分会与胃酸发生反应，凝结成不易溶解的块状物质引起腹泻腹痛。

吃些坚果，提升免疫力

坚果很受人们的喜爱，其虽小，却营养丰富，含有多种营养成分，包括蛋白质、脂肪、维生素、叶酸、硒、锌以及多种抗氧化剂。我们知道，维生素E、维生素C、维生素A等抗氧化物，可以抑制体内的氧自由基，保护人体的免疫系统。而天然食物，尤其是坚果，是这些抗氧化物的最佳来源。并且大量研究表明，常吃坚果可以提高人体的免疫力，抵抗疾病的发生。

因此，日常饮食中铁路离退休职工不妨常吃点坚果。

榛子

榛子被誉为“坚果之王”，营养丰富、全面。经常吃些榛子，能提高身体抵抗力，还能有效预防心血管疾病、癌症等。

松仁

松仁被称为“长寿之果”，所含脂肪成分为亚麻酸和油酸，具有降血压、防止动脉硬化、防止因胆固醇增高而引起心血管病的作用。

板栗

板栗被称为“肾之果”，富含柔软的膳食纤维。健脾胃，补肾强心。血糖指数比米饭低，糖尿病患者可适当品尝。中医认为，栗子治肾虚、腰腿无力最好。

杏仁

杏仁被称为“抗癌之果”，富含杏仁苷，它受酶的作用生成一种天然抗癌物质，能选择性的破坏癌细胞。苦杏仁治咳嗽气喘，有小毒。甜杏仁治体虚，无毒，可润肺滑肠、降低胆固醇，适合体弱者。

开心果

开心果被称为“心脏之果”，主要含有单不饱和脂肪酸，这类脂肪很稳定，所以开心果不像其他坚果容易酸败，常吃可降低胆固醇含量，减少患心脏病的概率。

葵花子

葵花子被称为“抗忧郁之果”，含有β-胡萝卜素，可防止人体皮肤下层的细胞坏死，可使头发变得柔软秀丽。医学专家研究认为，葵花子含有B族维生素，能治愈忧郁症、神经衰弱。

温馨小贴士

研究发现，眼睛的睫状肌对眼球晶状体具有调节作用，而睫状肌的调节功能有赖于面部的肌力，面部肌力的增强则得益于咀嚼强度。也就是说，咀嚼强度对提高视力起着一定的作用，多吃坚果可以提高视力。

适当吃点“苦”对身体好

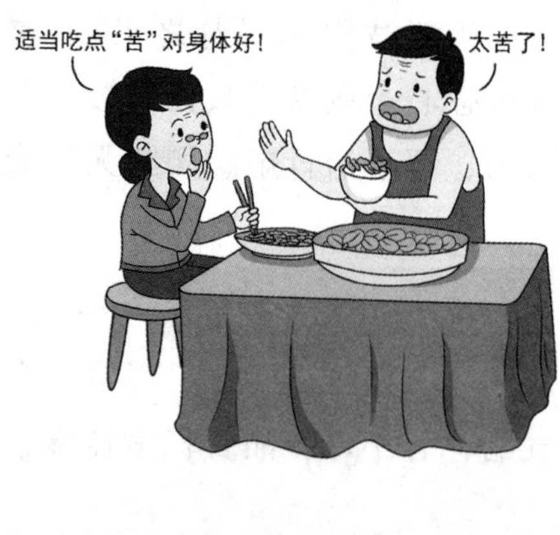

酸、甜、苦、辣、咸是构成食物的基本味道。生活中，有些人好甜食，有些人口味偏酸，有些人喜欢吃辣，但喜欢吃苦味食物的人很少。

事实上，苦味食物有其

独特的营养价值。现代医学研究发现，苦味食物含有丰富的生物碱、苦味肽、尿素类、硝基化合物、氨基酸、维生素、苦味质和微量元素等，具有抗菌消炎、解热去暑、帮助消化、增进食欲、提神醒脑、消除疲劳、增加免疫、明目清心等作用。

近年来研究发现，苦味食物还是维生素 B_{17} 的重要来源，维生素 B_{17} 的主要成分是氰化物、苯甲酸和葡萄糖。这种氰化物的化学性并不活跃，对正常的人体细胞不起破坏作用，但对癌细胞有强大的杀伤力。

因此，日常饮食中，铁路离退休职工不妨吃点苦味食物。常见的含有苦味的食物有苦瓜、苦菜、苦丁茶、芹菜、茴香、香菜、苔菜、苜蓿、莴苣叶、莴笋、生菜、曲曲菜、杏、荸荠、杏仁、桃仁、茶叶、薄荷叶、五味子、莲子芯等。

不过，需要注意的是，过重的苦味或进食苦味食物过多，会引起胃部不适，产生恶心、呕吐或泄泻等副作用。此外，每个人对苦味的耐受能力也不同，进食苦味食物时要根据自己的实际情况进行适当调整。

温馨小贴士

中医认为苦味食物均属寒凉，体质虚弱者不宜食用。脾胃虚寒、脘腹冷痛、大便溏泄者也不宜食用苦味食物，否则会加重病情。

常吃7种食物强健骨骼

随着年龄的增长，骨骼会发生生理性退行病变，骨质疏松的发生率越来越高。大多数患者在早期没有症状，随着人体骨质的逐步流失而出现症状，晚期大多数患者会出现全身关节疼痛，甚至稍有不慎受到磕碰便摔成骨折。

不过，中老年人也不用太担心，如果平时饮食中注意补充营养，就能强健骨骼，预防骨质疏松，延缓骨骼的衰老。专家建议，铁路离退休职工平时要多吃以下几种有助于强健骨骼的食物。

牛奶

钙质随着血液在骨骼中进出频繁，如果流出的钙质比积存的多，就得了骨质疏松症。一般认为，牛奶是最佳的钙质来源，而且牛奶中的维生素D也能帮助钙质吸收。

乳制品

一般的乳制品也含有丰富的钙质。像乳酪等乳制品，钙质的含量甚至比牛奶更高。但需要注意的是，乳酪虽然钙质丰富，但是其中所含的盐分也不低，这对心血管疾病的预防是不利的。因此，食用乳酪应该适量。

植物蛋白

大豆中的异黄酮对骨骼有益处，尤其对停经后的女性，帮助更大。豆浆是大豆制品，含有丰富的植物性蛋白质，不过钙的含量远不如牛奶，并不适合取代牛奶，作为钙质摄取的来源。

沙丁鱼

沙丁鱼含有丰富的维生素 D，鱼骨是钙质很好的来源，同时含有丰富的 ω-3 脂肪酸，不过沙丁鱼的热量较高，每 100 克鱼肉的热量约有 200 卡。从摄取脂肪酸的角度看，油渍的沙丁鱼罐头较好；如果怕热量摄取过高，可考虑水煮的沙丁鱼罐头。

草莓

草莓中维生素 C 的含量丰富，据统计，每 100 克草莓含有 80 毫克的维生素 C，在抗氧化食物排行榜上，草莓高居前列。

柠檬

柠檬是维生素 C 的丰富来源，同时也含有丰富的钙与钾，而且柠檬也有助于其他食物中钙的溶出。柠檬中的镁在钙、磷、钠、钾与维生素 C 的代谢上，也扮演着重要的角色。

芝麻

芝麻虽小，但是营养并不少，除了含有丰富的钙（989 毫克/100 克）之外，还含有磷（638 毫克/100 克）、钾（475 毫克/100 克）、镁（356 毫克/100 克）、铁（15 毫克/100 克）和纤维。

温馨小贴士

科学研究发现，女性骨质疏松症发病率明显高于男性，而且发病时间较早，病情较重。在绝经后适时补充雌激素和钙剂，对防止骨钙迅速流失相当重要。

不可不知的饮食误区

误区一：多用油，油多不坏菜

油是人们生活中的主要调味品，菜中无油乏味难咽。生活中，很多人在炒菜时，喜欢多放油，这样会使炒出来的菜油亮好看，吃起来也比较香，而民间亦有俗语“油多不坏菜”。的确，油多的菜外观较好，如炒绿叶蔬菜时油多，炒出来的菜亮闪闪、绿油油，非常诱人。不过，炒菜放油多真的好吗？

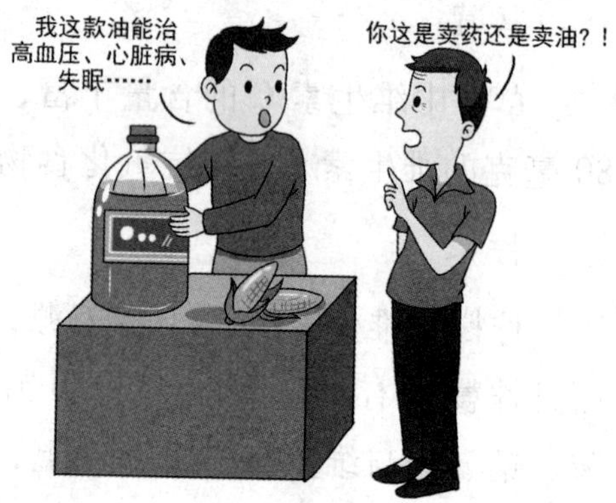

我这款油能治高血压、心脏病、失眠……
你这是卖药还是卖油？！

油脂是人体产生热能极高的燃料，为机体各组织器官功能活动的正常发挥提供能量，产生动力。每克脂肪在体内能产生38千焦热量，比等量的碳水化合物和蛋白质产生的热量高2倍多。另外，人体需要的维生素A、维生素D、维生素E、维生素K也必须溶解在油里才能被机体吸收利用。人体缺乏油脂，好像机器失去动力一样，就无法转动了。

但过多的油对人体往往是有害的。炒菜时如果油放得过多，油在菜的表面会形成一层“油膜”，不仅使各种调味料难以渗入菜中，影响其滋味、营养及鲜美度，而且会妨碍肠胃消化液与菜的接触与融化，影响人体对营养物质的消化与吸收，而且还会引起腹泻。

过多的脂肪还会堆积在皮下，使人发胖。肥胖是引起人体正常功能早衰和导致高血压、动脉硬化、冠心病等疾病的重要因素。常吃油腻的菜肴也会促使胆汁和胰液的大量分泌，从而容易诱发胆囊炎和胰腺炎。

所以，炒菜时不要放过多的油。《中国居民平衡膳食宝塔（2016）》建议，每人每天烹调用油为 25 ~ 30 克。并且，菜肴的烹调多采用清蒸、凉拌、汆汤等用油较少的方法为好。

温馨小贴士

油脂中的脂肪酸包括饱和脂肪酸、单不饱和脂肪酸、多不饱和脂肪酸。饱和脂肪酸主要存在于动物油、椰子油、棕榈油中，食用后会引起体内坏胆固醇含量升高。所以，平时应少吃动物油，多吃大豆油、玉米油、芝麻油等植物油。

误区二：煮粥加碱，口感更好

生活中，有的人在煮粥的时候喜欢放点碱，因为这样可以缩短烧煮的时间，而且还可以使粥黏稠软烂，口感较好。其实，这样做是不科学的。

煮粥放碱会破坏大米、小米等粮食中极为重要的营养素——维生素 B_1 和维生素 B_2。在各种维生素中，维生素 B_1 和维生素 B_2 是人们极易缺乏的，因为它们在加热环境中不稳定，特别在碱性环境中更不稳定，很容易遭到破坏。

实验证明，若烧煮 1000 克大米时仅仅放入 1 克的碱，大

米中维生素 B_1 的含量便会减少 90%。

再者，碱的成分是碳酸钠或碳酸氢钠（即小苏打），它们都含钠（食盐的主要成分），对于吃得咸的人更不利，特别是对于预防心脑血管疾病有害无利。

因此，尽管放碱会使粥熟得更快，更美味，但从营养保健的角度来看，煮粥放碱是不科学的。所以，在平时煮粥时，铁路离退休职工要谨慎放碱。

不过，在有的情况下放碱更好些。比如在煮玉米粥、玉米糊、制作窝窝头等玉米制品时，宜添加少量碱。这是因为玉米里虽含有的烟酸很高，但其中的 63% ~74% 是不能被人体吸收利用的结合型烟酸，长期食用这种玉米食品可能会发生烟酸缺乏症——糙皮病。如果在玉米制品中放适量的碱，就可以使玉米中的结合型烟酸释放出来，避免这种情况的发生。

不仅如此，在玉米食品中放碱，还能保存维生素 B_1 和维生素 B_2，对营养素的摄入很有好处。

温馨小贴士

为了使大米粥和小米粥变黏稠，可以放一点糯米或燕麦，这样做不仅口感好，而且还可以使粥更富有营养。

误区三：腌制食物下饭还开胃

在生活中，很多铁路离退休职工喜欢吃腌制食品，因为它们不仅美味，食用方便省事，还能增进食欲。其实，吃腌制食品从表面上看增加了食欲，但实际上不仅不开胃，而且还伤身体。

腌制食物是指禽畜鱼肉经过熏烤腌制、豆制品蔬菜瓜果经过腌制发酵而制成的食物，如咸菜、咸鱼、咸蛋、咸肉等。

为了防止食物变质，腌制食品在加工的过程中，被放入很多盐。吃盐太多的话，身体所需要的水分会相应增加，从而影响水钠代谢，损害肝脏，尤其是处于失代偿期的肝硬化患者应严禁吃腌制食品。

腌制食品普遍含有大量的硝酸盐成分，而硝酸盐是一种有毒物质，在某种酸性环境下，会与二级胺发生化学反应，产生亚硝胺。这种物质会使人的脏器发生癌变，主要会导致食管癌、胃癌、肝癌的发生。

此外，大量吃腌菜，还容易引起人体维生素 C 缺乏和结石；腌制食品中含有亚硝酸盐等有害物质，会加速人体衰老。

因此，铁路离退休职工为了身体健康，应该少吃腌制食物。如果实在喜欢吃，不要到超市去购买腌制成品，最好的办法是自己动手制作腌菜。

温馨小贴士

熏制食品也不宜吃。因为熏制食品中含有一定量的苯并芘。苯并芘主要由有机物燃烧不完全而来，此外，空气、水、土壤中的苯并芘也可通过各种途径污染食物。已经证实，苯并芘对多种动物有致癌性。

误区四：补充维生素，多多益善

一份健康调查报告表明，日常生活中许多成年人有每日服用维生素片的习惯。他们相信服用维生素片可以防病健身，是积极健康生活的重要组成部分。有许多老年人依赖维生素片补充营养成分。

维生素 C 是市场上最畅销的片剂，因为人们普遍相信服用维生素 C 可以预防感冒和流感。另外，一些人把维生素片作为日常食品来补充。在他们看来，如果饭菜缺少营养，饭后吃维生素片就可将所缺的营养补充齐全。

然而，许多科学家却对上述做法提出了质疑，为此他们做了大量的科学研究。研究结果表明，服用高剂量的维生素片对身体是有害的。人们普遍认为服用胡萝卜素会减少癌症的发病率。但英国一家权威癌症研究机构进行临床测试后，却得到了相反的结论。食用过量的胡萝卜素反而会增加患者——尤其是吸烟者患肺癌的机会。

专家还认为，成年人每天摄取 600～700 毫克维生素 A 即可保持皮肤、头发及免疫系统的健康。而一片多维片中维生素 A 的含量高达 1500 毫克，如果人们在日常饮食中选择了强化奶粉和麦片，每天再服用一片多维片，体内就会含有过多的维生素 A，会妨碍人体对钙的吸收，易造成老年人骨折。

所以，专家提醒，维生素片不能代替均衡健康的饮食，服用过量的维生素亦不能达到防治疾病的效果，而且会对身体造成伤害。

温馨小贴士

维生素是人体必需的营养物质，但补充维生素一定要注意“量”，过多补充不仅对身体无益还会引起中毒。另外，不要一味地相信维生素片，最好进行食补，平时多吃富含维生素的食物。

误区五：只吃粗粮健康又长寿

我们都知道，常吃粗粮能补充膳食纤维，对防治肥胖症、糖尿病、高脂血症等非常有益。然而，粗粮是把“双刃剑”，如果不加控制地超量摄取，甚至一日三餐只吃粗粮，不仅难以起到维护健康、防治疾病的作用，相反，还有可能造成诸多问题。

大量进食粗粮，可导致一次性摄入大量不溶性膳食纤维，容易加重胃排空延迟，可能造成腹胀、早饱、消化不良等。特别是一些儿童和老人，还有一些胃肠道疾病患者或胃肠功能较弱者，会出现上腹不适、嗳气、肚胀、食欲降低等症状，甚至还可能影响下一餐的进食。

适当吃粗粮，可以达到减肥瘦身的效果，但如果只吃粗粮，在延缓糖分和脂类吸收的同时，也在一定程度上阻碍了钙、铁、锌等元素的吸收，会造成营养不良。

此外，有些糖尿病患者认为只吃粗粮可以控制血糖，其实每顿都是粗粮，对血糖的控制非常不利，容易导致低血糖反应。

所以，作为铁路离退休职工，不管是身体健康，还是患有某些疾病，都不能只吃粗粮，或者大量进食粗粮。

日常膳食搭配禁忌

日常生活中，有些食物不能同时食用，否则会对身体造成伤害。铁路离退休职工要了解以下日常膳食搭配的禁忌。

鞣酸与蛋白质相克

如果在吃海鲜的同时吃葡萄、山楂、石榴、柿子等水果，就会出现呕吐、腹胀、腹痛、腹泻等症状。因为在这些水果中含有鞣酸，鞣酸遇到海鲜中的蛋白质，会凝固沉淀，形成不容易消化的物质。因此人们在吃海鲜后，应隔 4 小时以上再吃这类水果。吃完肉不要马上喝茶也是这个道理。

纤维素、草酸与铁相克

动物肝类、蛋黄、大豆中均含有丰富的铁质，都不能与含纤维素多的芹菜、萝卜、甘薯同吃，也不宜与含草酸多的蕹菜、苋菜、菠菜同吃。因为纤维素与草酸均会影响人体对上述食物中铁的吸收。

蛋白质与糖相克

牛奶中的赖氨酸与糖在高温下会产生反应，使氨基酸遭到破坏。鸡蛋与糖不宜同煮也是这个道理。但是把牛奶烧开、鸡蛋煮熟后，晾一会儿再放入糖就不会出现这个问题了。

胡萝卜素与醋酸相克

炒胡萝卜忌放醋，是因为醋酸会破坏胡萝卜素。同样，富含胡萝卜素的雪里蕻、菠菜、油菜等也不要用醋炒。

草酸与钙、镁相克

豆腐忌与菠菜同食。豆腐里含有氯化镁、硫酸钙这两种物质，菠菜中则含有草酸，两种食物遇到一起可生成草酸镁和草酸钙。这两种白色的沉淀物不能被人体吸收，因为不仅影响人体吸收钙质，还容易诱发结石症。

温馨小贴士

食物搭配得好不但有利于人体吸收食物的营养成分，还可以防病养生。比如：猪肝＋菠菜、羊肉＋生姜、鸡肉＋栗子、鸭肉＋山药、鲤鱼＋米醋、豆腐＋萝卜等都是很好的搭配。

饭后须知六误区

日常生活中，我们在就餐完毕后，有很多不良习惯。殊不知这些习惯对人体健康有着很大的影响。所以，铁路离退休职工在饭后应注意避免以下几个误区。

饭后吃水果

很多人喜欢饭后吃点水果，认为这样有利于清口。其实，饭后马上吃水果会影响消化功能。因为当食物进入胃部后，需要消化1～2小时才能缓缓排除，饭后马上吃水果，水果会被之前吃进的食物阻挡，而不能正常地消化。

饭后喝茶

茶叶中含有大量的单宁酸，进入胃肠与饭混合后，会使食物中的蛋白质变成不易消化的凝固物质。茶叶中的物质还会妨碍铁元素的吸收，长期养成饭后喝浓茶的坏习惯，容易引发缺铁性贫血。

饭后洗澡

饭后洗澡，体表血流量就会增加，胃肠道的血流量便会相应减少，从而使肠胃的消化功能减弱，引起消化不良。

饭后松裤带

饭后将裤带放松，会使餐后的腹腔内压下降，引起胃下垂，更易出现上腹胀、腹痛、呕吐等消化系统疾病。

饭后吸烟

人吃饭后，热量会大大增加，各种内脏器官开始兴奋，如胃肠运动加剧，血液循环加快，全身的汗毛孔都张开。此时吸收烟雾的能力也就加强，吸进的有害物质自然也就多了。

饭后上床

刚吃完饭，胃里充满食物，消化机能正处于运动状态，这时睡觉会影响胃的消化，不利于食物的吸收，并且很容易因大脑局部供血不足而导致中风。

饭后干活

饭后立即干活，会迫使血液去满足运动器官的需要，造成肠胃供血不足、消化液分泌减少，引起消化不良和慢性肠胃炎等疾病。

温馨小贴士

俗话说“饭后百步走，活到九十九”，其实饭后散步非但不利于健康，还会因为运动量的增加，影响消化道对营养物质的吸收。尤其是老年人，心脏功能减退、血管硬化，餐后散步多会出现血压下降等现象。

第二章

适当锻炼：运动能预防衰老

俗话说："生命在于运动。"此一语道破了生命的奥秘，揭示了生命活动的一条规律。事实也证明，运动可促进体内代谢，提高人体免疫功能，改善大脑血液循环，保持人体各器官功能相对年轻，从而有效延缓衰老，对于预防中老年常见病，尤其是心血管系统疾病更是极为有益。

铁路离退休职工的运动原则

运动健身必须要适度

运动专家提醒，铁路离退休职工运动健身适度为宜。因为运动负荷过小，不能引起肌体效能反应，达不到强身健体的目的；运动负荷过大，肌体负荷超载，又会伤害身体。

研究发现，过度剧烈的运动会损害人体免疫系统的功能，使淋巴细胞、T 细胞、巨噬细胞对病原微生物的防御能力受到不同程度的削弱。过度剧烈的运动可使胸腺所分泌的胸腺素减少，致使肌体的整个调节反应受损，降低人体免疫力。运动对健康的良好作用，只有在适宜负荷下方能获得。

那么，如何才能做到适度运动呢？铁路离退休职工必须注意以下几点。

确定锻炼强度

对于不同年龄段的人来说，在中等强度范围内选择运动时的心率区间是适宜的。若身体虚弱或患有疾病，则应在小强度范围内选择。强壮或有训练要求者，可在大强度内选择锻炼心率指标。恰当地确定锻炼强度应经过几次试验性练习，依据身体反应慎重决定，切不可草率行事。患有心血管疾病的人更应如此。

把握好锻炼时间

锻炼时间长短应视强度大小而定。5 分钟以上的练习都可收到一定的效果。如果时间允许，最好练习 30 ~ 60 分钟。时间与强度的配合呈负相关性，即时间短时可强度大一些，反之，时间长则可以让强度小一些。

合理确定锻炼频度

锻炼的频度应视具体恢复程度而定。一般来说，上次锻炼的疲劳基本消除，即可进行下次锻炼。正常情况下，一日 1 次或隔日 1 次的安排是可行的。如若锻炼间隔 1 周，则失去强身健体的意义。

以不过度疲劳为宜

适度运动的人，自我感觉良好。运动中精神饱满，精力充沛，舒适从容，运动过后，依然精神振奋，毫无倦怠，食欲增进，睡眠增强。相反，如果运动量过度，则感到十分吃力，大汗淋漓，呼吸气短，心慌、胸闷、头晕等。

温馨小贴士

铁路离退休职工可以采用测脉搏的方法来判断运动是否过度。一般来说，若运动量大，心率及脉率就快。对于成年人来说，以每分钟心率增加至 140 次的运动量为宜；而对于老年人，以每分钟增加至 120 次为宜。

科学运动必须要规律

对于铁路离退休职工来说，养成有规律的运动习惯相当重要。这是因为一方面平时缺乏活动的人，只有经过一定时间适量、规律的运动积累，才能出现相应的健康效应；另一方面日常已有适量运动的人，如果停止规律的运动，相应的健康促进效应会逐渐消失。

然而，现实生活中，很多铁路离退休职工运动锻炼缺乏规律性，要么集中一段时间比如周末进行运动，要么就是心血来潮，想什么时候运动就什么时候运动，很少抽出固定的时间来进行锻炼。这样做就能起到健体强身的效果吗？答案是否定的，偶然运动不仅收效甚微，而且还可能会对身体造成一定的不利影响。

医学研究发现，喜欢参加体育运动的人的死亡率为偶尔参加体育运动的人的一半。对于那些不能长期坚持运动的人们来说，偶尔运动一下，将会加重身体器官的磨损，使组织功能丧失而致寿命缩短。再者，人到了一定的年龄，各项生理机能会逐渐下降，而偶尔运动的人和坐着工作的人，生理机能退化的速率是经常锻炼者的两倍。

进行规律的健身锻炼可以延长寿命，且对心理健康也有积极的作用。专家认为，健身效果主要是锻炼痕迹不断积累的结果。所谓锻炼痕迹，即运动后留在健身者机体上的良性刺激。若健身时间间隔过长，在锻炼痕迹消失后再进行锻炼，每一次锻炼都等于从头开始。

因此，科学有效运动必须要规律，不能三天打鱼两天晒网，一般每周锻炼 3～5 次为宜。如果实在有事不能按时锻炼，完全可以选择适宜的项目，茶余饭后就地、就近进行适度的锻炼，以使锻炼痕迹像链条一样连接起来。这样，锻炼才能真正达到提高体能、增进健康的效果。

温馨小贴士

运动应持之以恒，但前提是身体状况要好，如果带病坚持运动反而适得其反。有的人在运动时感到不舒服，如头晕、心慌、憋气、胸闷、腹痛等，遇到这种情况，应该立即停止运动。如果休息后还不见好转，应及时就医。

运动应择时、择地

我们知道，兵法讲究天时、地利、人和，同样，运动也有择时、择地的学问。所以，铁路离退休职工进行运动健身的时候，要选择好时间和地点。

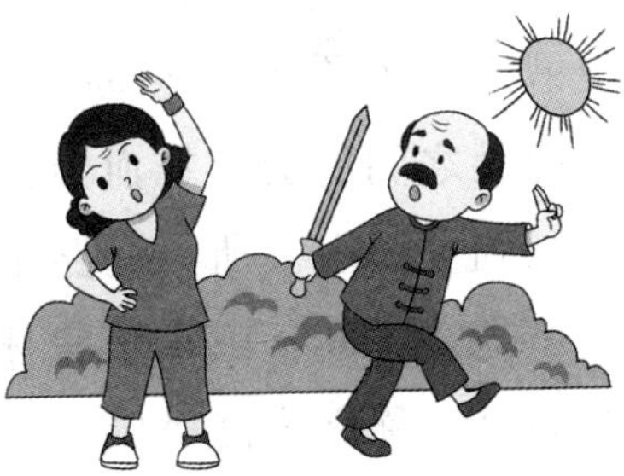

宜运动的时间段

早晨阳光初照，空气清新，这时锻炼可以增强肌力，提高肺活量，对呼吸系统或患有呼吸道疾病的人大有好处。午睡前后或晚上睡觉前也可进行运动，以消除一天的紧张情绪，轻松地进入梦乡，但运动不要太激烈，以免造成神经系统的兴奋，影响睡眠。

不宜运动的时间段

稍微剧烈的运动不要在吃饭前后进行，因为在饭前呈现饥饿状态，血液中葡萄糖含量低，易发生低血糖症；饭后剧烈运动，大部分血液回到肌肉里去，胃肠的血液相对减少，不仅影响消化，还可引起胃下垂、慢性胃肠炎等疾病。

宜运动的地点

运动的地点、空间越大越好，最好是平坦开阔，空气质量好的公园、绿地、沙滩、体育场等场所。铁路离退休职工应该选择周围有人的地方进行锻炼，以便遇到紧急情况时有人照应。

不宜运动的地点

马路边：在马路旁，因车流量大，汽车排放的大量尾气严重影响了空气质量，而人们又不得不呼吸混浊的尾气。在马路上锻炼时关节还需要承受坚硬马路施予的反作用力。小腿骨和大腿骨之间的关节靠血液流动和黏膜隔离，每一跨步都是把体重压到了腿上。所以马路不是适合锻炼的最佳地点。

高楼之间：由于楼房林立，楼群之间往往容易形成忽强忽弱的风，称之为高楼风，容易使人受凉感冒。此外，楼群之间也非安全之地，楼上坠落的物体可威胁到锻炼者的安全。

空气污染区域：如工业区、化学气味较浓的场所、烟囱、餐馆附近等，有害气体与浮尘污染空气的情况十分严重。在这些地方运动会使吸入的有害物质增加，有损健康。

温馨小贴士

早晨锻炼不宜过早，因为太阳出来前空气中的二氧化碳含量较高，空气质量较差。另外，清晨4时左右人体的血液黏滞性最高，流动性最差，易凝结形成血栓，阻碍血液循环，是心血管疾病多发的时间。专家建议，晨练宜安排在太阳出来后1小时。

运动也要变着花样来

无论做什么事，时间长了，我们就会觉得枯燥无味。运动也不例外，长期进行一项运动，也会让人觉得枯燥，没有兴趣坚持下去，以至于半途而废。调查表明，只有大约 40% 的人能够熬过最初几个月而坚持下来。许多健身者练了一段时间以后会觉得运动没有意义，产生了运动枯燥感，逐渐减少甚至结束锻炼。

像常见的慢跑、健走等项目，因为缺乏和同伴合作，时间一长就容易产生枯燥感。而且经常重复习惯性动作，对平衡人体机能不利。而且，我们身体的一些部位为了完成这些习惯行为，长期处于紧张状态，因为负荷过重还容易形成劳损。

所以，铁路离退休职工在平时的锻炼中要注意不要长期重复一个动作，或进行一项运动，应该适当地变化一下花样和形式，这样可以在一定程度上摆脱枯燥感。

运动时进行改变体位的交叉训练，可使不同的肌肉群有轮换休息的机会，关节分开负担，以便减轻运动疲劳，避免运动劳损。同时还能增加运动中的新鲜感，避免长期进行一项运动而产生的厌倦情绪，大大提高运动效率。

另外，如果在操场上骑车、跑步很单调，那么就换个地方，到公园试试，感觉肯定不同。除了自己锻炼，还可以与同伴一起锻炼，这样能有效地克服运动枯燥感，更能放松心情。

温馨小贴士

除了变换花样外，我们还可以设立运动目标，在运动过程中体会一系列动作带给身体的快乐，或者通过一边运动一边听歌等方式来消除运动枯燥感。

专家提醒：运动讲究3步曲

运动对身体健康非常重要。但在运动的时候，要把握好运动前、运动中和运动后这3个环节，这样才能达到运动的最佳效果，才能让你的免疫力得到提高。

运动前

运动前要进行热身运动，就是用短时间低强度的动作，让即将运动的肌肉群先进行一些收缩活动，来增加局部和全身的温度及增进血液循环，这样就能使你的心血管系统、呼吸系统、神经肌肉系统和骨骼关节等都能够得到锻炼，以便逐渐适应将要进行的运动，这样就能够有效地预防运动伤害的发生。

运动前应该选择适宜自己的运动方式。运动是为了强身健体，要根据自身的身体状况量力而行。

运动中

在运动的时候，要始终保持愉悦的心情，放松身心，先做好伸展运动。在运动的过程中，一定要循序渐进，运动量由小到大，动作由慢到快，运动时间由短到长。运动快要结束时，要做好调整运动，如闭目静默、调整呼吸，以及做一些轻微的、小运动量的动作，如甩手摆腿，身体前屈后仰，轻轻转腰等。这样可以使因运动而淤积于下肢血管中的血液回流至心脏，防止发生意外。

运动后

运动结束后，要注意自己的睡眠和饮食状况是否得到了改善，这样的运动量身体是否吃得消，可以自己测量一下运动后的心率、血压，定时称体重，判断自己的运动量是大了还是小了，适当增加或减少运动时间，确保最佳运动效果。

此外，运动后的饮食也很重要，运动后不宜吃鸡鸭鱼肉等酸性食物，应多吃些富含碱性的食物，如水果、蔬菜、豆制品等，以利于保持人体内酸碱度的基本平衡，保持人体健康，尽快消除运动带来的疲劳。

温馨小贴士

在锻炼初期会出现肌肉酸痛的感觉，这是正常的生理反应，此时待适应后可逐步加大运动量；在运动中如出现局部疼痛并有逐渐加重感，这说明身体某一部分肌肉或肌腱有隐性炎症，此时运动量应减小，防止炎症扩大。

运动中，科学补水很重要

水对身体来说是不可或缺的，对运动的人更是如此。据科学研究，当人体经过 2 小时紧张运动后，体内要丢失 2.5 升的水分，运动后身体流失大量水分，血液中盐的浓度就会随之升高，并增加心血管运作的负担，如果不适时补充水，便会连带影响到心血管功能的运作。因此运动中适当地补充水分是很有必要的。

那么，运动的时候究竟该喝什么水、喝多少水、什么时候喝呢？

补充水分应该分为前、中、后三个阶段。运动前补水要补充分，但不能过多，如果你一口气喝进大量的水，反而会导致体内体液稀释，血容量突然增加，使心脏的负担加重。一般运动前补充 500 毫升左右的水即可。

运动中补水宜采用少量多次的办法使得身体逐渐得到水分的补充，以保持水分的平衡。在运动中每隔 20 到 30 分钟补充一次水分，每次约 200 毫升。因为水分从摄取到进入肠胃接着被人体吸收，需要 20 ~ 30 分钟的时间，如果一次喝大量的水，反而会使饮用的水集中在胃里，不能真正达到补充水分的目的。

由于运动中流失大量的水和盐，所以剧烈运动后适宜饮用含糖 3% ~ 6% ，含盐 0. 2% ~ 0. 3% 的溶液。此外，运动补水应尽量不喝各种饮料，诸如雪碧、可乐之类的碳酸饮料；要喝白开水、绿豆汤或 1% 的淡盐水等，以祛热除暑，及时补充体内由于大量出汗而丢失的钠。

温馨小贴士

运动后不要喝冷饮，因为运动后，人的体温可上升到 39℃ 左右，如果饮用过冷的水，会强烈刺激胃肠道，引起胃肠平滑肌痉挛、血管突然收缩，造成胃肠功能紊乱，导致消化不良。

适宜铁路离退休职工的运动方式

散步，安全便捷的健身运动

散步是一种安全便捷的有氧运动，运动量小，方式温和，非常适合铁路离退休职工。俗话说："饭后百步走，活到九十九。"可见散步与健康长寿关系密切。

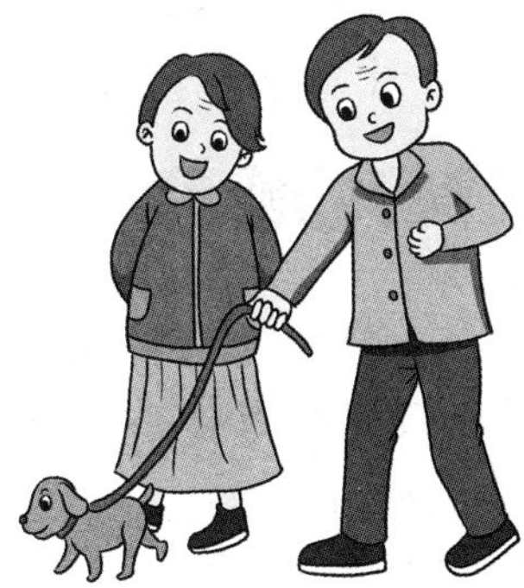

研究发现，散步能保持关节的灵活，还能同时增强腰部肌肉和韧带的张力与弹性，防止肢体过早僵硬。散步可将全身大部分肌肉骨骼动员起来，从而使人体的代谢活动增强、肌肉发达、血流通畅，能够增强免疫功能，减少患动脉硬化的可能性。

英国研究发现，65岁以上的老年人每天步行1小时，可以使中风的危险降低1/3。散步还可以增强消化腺的分泌功能，促进胃肠有规律的蠕动，增加食欲。散步也能缓和消沉、忧虑的情绪，释放压力，一次30分钟的散步可以使你心情愉悦。

当然，散步要散出健康来，就必须掌握科学的散步方法。首先，散步作为一种体育锻炼，不要像平时走路一样太随意，应当讲究姿势动作。正确的姿势应为：抬头挺胸，两眼平视前方，腹部稍内收，臀部肌肉保持紧张，双腿交替前摆，自然放松，两臂协调摆动，并配合有节奏地呼吸。

其次，散步频率也有讲究。普通散步为每分钟 60 ~ 90 步，快速散步为每分钟 100 步以上。铁路离退休职工可以根据自己的身体情况量力而行，以自我感觉和脉搏跳动来适度调整步频。

此外，在散步中，铁路离退休职工还要注意：散步时应穿得轻便一些，衣裤不宜绷得过紧，穿舒适的运动鞋。散步时应尽量避开每天空气污染高峰，即太阳升与落的前后 1 小时左右。注意不要在污染严重的工业区散步。

温馨小贴士

散步贵在坚持，每周最少 5 天，每天最少 45 分钟。养成锻炼的习惯后，可适当延长散步的距离和时间，以稍出一点汗为好。

快走健身，需要量力而行

快走是一种很简便的运动。它不需要昂贵的设施，不需要特殊的场地，一双运动鞋，一身运动服，说走就走。

更重要的是，快走运动不仅可以强健胃部、臀部肌肉，强化骨骼，对于促进心血管系统的活动能力、提高呼吸肌的功能、降低血液中胆固醇含量、避免高血压症的发生，都有良好的作用。因此，快走运动很适合铁路离退休职工。

要提高快走运动的效果，必须采取正确的姿势。快走的正确姿势为：走路时抬头挺胸，腰部挺直，肩膀尽量放松。手肘尽量靠近身体，维持双臂自然摆动，目光正视前方。每一步由脚跟先着地，再往前踩，直到脚尖着地。

快走的速度要因人而异，一般来讲应该比平时步行的速度稍微快一些，这样会感到呼吸有些加重，如果再快一些，会感到心跳加速、呼吸急促，这样可以促进身体的有氧供应，也更有利于身体的排汗。

要想提高快走的健身效果，铁路离退休职工还应注意以下几方面。

穿着宽松轻便

快走时穿一双专门的软底跑鞋，可缓冲走路时脚底的压力，保护脚踝关节免受伤害。最好穿宽松舒适的运动服，这既吸湿透气又有利于身体放松，使人走得爽快。

时间适宜

快走与平时的走路稍有不同，快走在速度、持续时间及步频上都有一定的要求。时间一般在半个小时左右，速度以每分钟 120 步左右为宜。

量力而行

在进行快走健身时，每个人应根据自己的身体情况，做到量力而行。如体质较强的人可在步行中结合慢跑进行，而年迈者则需循序渐进地由慢逐渐到快，距离由短到长。

温馨小贴士

快走前要做一些准备动作，如活动一下四肢，轻轻压一压腿部肌肉和韧带，做一些下蹲运动等；走时注意力集中，迈的步伐应略大，挺胸收腹，上半身略向前倾；运动后做一些放松运动，让身体恢复到正常状态。

爬楼梯，简便易行巧锻炼

爬楼梯是一种很好的锻炼身体的方法，简单易行，效果良好。研究发现，爬楼梯不但可以增强下肢肌肉和韧带的力量，保持下肢关节的灵活性，而且能促进人体能量代谢，增强心肺功能。同时，对提高血液中高密度脂蛋白的含量，防治动脉粥样硬化、高血压病也有一定的帮助。

此外，爬楼梯消耗的体力比较大，能促进食欲，有效地增强消化系统功能。由于需要腹部反复用力运动，使人体肠蠕动加剧，能够有效防止便秘的发生。

爬楼梯的运动方式虽然很简单，但是要达到锻炼的目的，也是有讲究的。上下楼梯的正确动作为：上楼时身体重心靠前，腰部紧张，支撑腿前脚掌落地发力，摆动腿依靠大腿发力，带动小腿向上迈步，两臂前后协调摆动。下楼时重心靠后，腰部紧张，支撑腿前脚掌落地自然支撑，摆动腿依靠大腿做离心运动，利用腿的重量向下迈步，两臂前后协调摆动。

除了注意动作外，铁路离退休职工爬楼梯时还要注意以下事项。

时间不宜过长

每次爬楼梯的时间不宜过长，以 10 ~ 15 分钟较为合适。身体状况良好的铁路离退休职工，运动后脉搏在 100 ~ 130 次/分钟为宜；健康状态欠佳者，脉搏以 90 ~ 110 次/分钟为宜。

速度适中

登楼梯的速度和运动度应保持适中，以不感到明显的紧张和吃力为宜。登楼梯的脚步要尽量踏实，以免踏空跌倒，造成运动损伤。

做好准备活动

锻炼前应先活动腰、膝和踝关节。锻炼时应穿软底鞋，动作要轻缓，不要勉强做难度高的动作，如一步登3个以上台阶的动作要量力而行。

熟悉楼梯环境

对楼梯梯段的台阶数要熟悉，以便于计算台阶数。一般的楼梯梯段大致为9～14个台阶。要选择相对宽敞、明亮，空气新鲜的楼梯过道进行锻炼，不要在堆放物品的楼梯和拐弯处锻炼。

温馨小贴士

爬楼梯是比较激烈的有氧运动，参加锻炼者必须健康状况良好，同时具有一定的锻炼基础。铁路离退休职工应该根据自己的身体状况，不能强行超体能爬楼梯，以防发生不测。

爬山登高，可延缓衰老

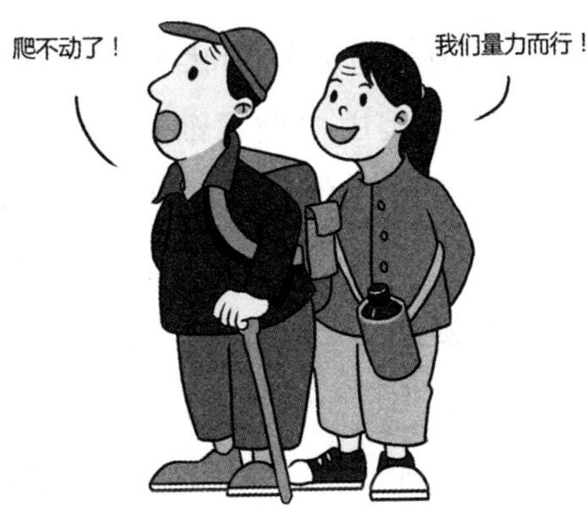

爬山是一项有益身心健康的运动，不仅可以锻炼身体，增强体质，而且还可以陶冶情操。所以，很多人在离退休之后，就加入了爬山的大军。他们在征服大山的同时，也征服了自己，征服了衰老，赢得了健康长寿。

健康专家指出，爬山可以有效地锻炼脚力，强筋健骨，提高腰腿部的力量，还有利于加强心肺功能，增强抗病能力。经常爬山还可以促进毛细血管功能，使骨骼的血液循环得到改善，骨骼的弹性、韧性增加，并有利于预防骨质疏松，延缓骨骼的衰老。

此外，经常爬山可以使人感觉全身舒爽通畅，同时对预防心脑血管疾病有明显作用。经常爬山能改善中枢神经系统的机能，使人精力充沛，动作敏捷，还可以改善大脑的供血状况，降低神经系统的疲劳和紧张情绪，提高睡眠质量。

爬山3步曲

（1）爬山前要热身。热身运动往往被忽视，这样会对关节、心脏不利。关节液分泌不充分，关节、韧带及肌肉没有进入运动状态，很容易造成损伤。爬山前的准备活动，一般夏天做5分钟左右，冬天做10分钟左右即可。活动内容包括全身各主要关节、韧带、肌肉的大范围伸拉、放松，使心脏、关节、肌肉等进入运动状态。

（2）爬山中循序渐进。爬山的正确姿势是身体前倾，腰、背要挺直，避免形成驼背、弯腰姿势。在爬山的过程中要注意由慢开始，根据体力、心率等阶段性地逐渐加快上山的速度，然后放慢速度，再加快，再放慢，使心率控制在有效的心率范围内。下山前一定要做适当的调整，做几次深度呼吸，双手按摩一下腿部肌肉，使之尽快恢复。

(3) 爬山后要放松。爬山结束后，要在平缓的地方做一些整理放松运动，使快速跳动的心脏逐渐恢复正常，使身上的汗渐渐退掉，将紧张的关节、肌肉、韧带适当伸拉、放松，使其恢复到平常状态。

爬山5注意

(1) 高山上气候变化大，爬山者应了解山区的气候特点，准备好必需的衣服、食物和水。登山以平底鞋、运动鞋为宜，以防打滑，也有利于攀登。

(2) 爬山的过程中千万注意安全，确定上山、下山的正确路线，随时注意脚下石头是否松动，以免蹬翻踏空。

(3) 在陡坡行走时，最好采用“之”字形路线攀登，这样可以减少坡度，节省体力。另外，还要避免蛇等动物的袭击，最好结伴而行，互相有个照应。

(4) 上山时间不要太早，下山时间不要太晚。爬山时最好带上通信工具如手机，万一发生意外便于同外界联系。

(5) 如在山上遇到雷雨，不要在山沟、山谷或河边避雨，以防山洪袭击；也不要在树下躲雨，以免雷电击人。如发生意外，不要惊慌，找个山洞暂避，等雨过天晴再起程。

温馨小贴士

患有心脏病、高血压、慢性支气管炎、肺气肿、贫血等疾病的人，或患有其他严重慢性病，如慢性活动性肝炎、肝硬化、肾炎、肺结核及患有急性感染、伴有发烧症状的人，都不宜参加登山活动。

倒走，有趣亦可健身

时下，很多人钟爱一种时尚的健身方式——倒走。清晨或黄昏的公园里，倒着走的身影随处可见。从运动保健方面来说，倒走确实能起到强身健体的作用。

研究显示，倒走时人体骨盆倾斜方向与正常前行时相反，因此，腰部肌肉紧张状态得到松弛和调适，有利于劳损部位的康复。由于许多人特别是中老年人有不同程度的腰肌劳损，进行倒走可以减轻疼痛，如果长期坚持不但能治疗腰肌劳损，而且能矫正姿势性驼背。

倒走还能加强背部竖脊肌和踝、膝关节周围的肌肉韧带以及颈椎等部位的血液循环，起到舒筋活络、强身健骨的作用。

另外，倒走改变了脑神经常规支配运动的定式，启用了不少平时不常使用的神经结构，强化了脑的功能，可防止脑废用性萎缩。

倒走的具体锻炼方法因人因地而异，要循序渐进，逐渐增加运动时间和运动量。倒走时要心情愉快，要求挺胸、双目平视，全身放松，步法稳健，先左脚尖着地，开始后迈，重心后移至足跟后再后迈右腿，左右交替进行。一般每天锻炼 1 ~ 2 次，每次约 10 ~ 20 分钟。倒走的距离一般从 50 ~ 100 米开始，根据自身感觉，可延至 500 ~ 1000 米。

倒走练习也可以与前后甩手相结合进行。身体自然站立，两臂放松下垂，两手自然垂于体侧。以左脚为例，左脚后迈时，同时以右肘为轴向前甩出，左手自然后甩；右脚后迈时，以左肘为轴向前甩出，右手自然后甩，甩手时手不要碰到身体。

需要注意的是，倒步走时，人们对空间的感知能力会明显下降，容易摔倒，所以步速应该慢些，主要是走得稳，两眼要平视后下方来掌握方向。可以采取结伴而行的方法，一人往前走，另一人倒步走，两人交替轮换，互相照应。应选择平坦宽阔、人比较少、没有障碍物的场地进行锻炼，尤其是老年人，腿脚不便，倒走时容易摔倒，更应注意不安全因素。

温馨小贴士

倒走一定要量力而行，尤其是患有心脑血管疾病的老年人，要遵照医生的意见来锻炼。患病老人做运动时，应以稍稍出汗、不觉胸闷为宜，切不能盲目加压，致使身体不堪重负。

游泳，铁路离退休职工的好选择

游泳是一项很好的全身性健身运动，具有很好的养生保健作用，适合铁路离退休职工，可带来诸多益处。游泳能使年纪大的人恢复呼吸肌的力量，提高呼吸深度，增加肺活量，有助于预防呼吸系统疾病；能提高体温调节的功能，增强对气候变化的适应性，减少疾病的发生；还有改善四肢血液循环和机体新陈代谢的作用，对减轻骨组织增生和肌肉酸痛、关节僵直、动作迟缓等老年病很有帮助。

国外一些专家指出，老年心血管病患者通过长期游泳锻炼，症状可以减轻，甚至可以治愈。对患有腰肌劳损、慢性关节炎的老年人来说，游泳也有一定的治疗作用。

游泳是锻炼身体的好方法，不过铁路离退休职工要注意以下几点。

做好准备活动

游泳前要做好准备活动。适当的准备活动能使老年人比较僵硬的肌肉、韧带和关节活动开，防止游泳中引起肌肉痉挛和关节损伤。

时间要适宜

不要在饭前饭后游泳，因为空腹游泳会影响食欲和消化功能，也会在游泳中发生头昏乏力等意外情况；饱腹游泳亦会影响消化功能，还会引发胃痉挛，甚至出现呕吐、腹痛的现象。游泳时间最好选择在饭后一小时左右进行，冬泳最好选择在午饭后一小时进行。

宜量力而行

年纪大的人动作比较迟缓，游泳要根据平时基础量力而行，动作要缓慢，速度不宜过快，游程以不超过500米为宜，不可过度疲劳。

不要在剧烈运动后游泳

剧烈运动后马上游泳，会使心脏负担加重。体温的急剧下降，会使抵抗力减弱，引起感冒、咽喉炎等病症。

腿抽筋怎么办

游泳时一旦发生腿抽筋不要惊慌，用另一条腿和双臂划水，游上岸休息；或者潜入水中，用手抓住抽筋一侧的脚大拇指，用劲往上扳，同时伸直膝关节，待抽筋症状缓解后上岸。

温馨小贴士

由于游泳消耗体力较大，故患有高血压、心脏病、活动性肺结核、病毒性肝炎的老年人不宜游泳，以防病情加重或发生意外。

跳舞，有益身心健康的运动

跳舞，融音乐和运动于一体，是适宜铁路离退休职工的一项体育锻炼。在悠扬动听的旋律中翩翩起舞，既能展现风采，又有益于身心健康。

跳舞是一种全身性的运动，可使身体各器官得到锻炼，增强机体新陈代谢，使心跳及呼吸加快，心脏输出更多的血液到全身；可增进食欲，促进胃肠蠕动，提高消化吸收能力；使关节灵活性增加、肌肉强壮，步态稳健有力；对防治冠心病、原发性高血压、骨关节病、肥胖症、便秘等都有一定的益处。此外，跳舞还可以陶冶情操、愉悦心情、驱除烦躁的情绪。

铁路离退休职工适宜跳的健身舞有交谊舞、老年迪斯科等，尤其是交谊舞不仅扩大了交际圈，而且交谊舞是在舒缓优雅的音乐伴奏下进行的，练习起来不会感到乏味，能调节心情。除此之外，还有扇子舞、秧歌舞等，这两种舞蹈女性参加的居多。

跳舞虽然是一种有益健康的运动，但是在跳舞时还是要根据自身特点注意以下几点。

场地宽敞通风

跳舞场地要宽敞通风、温度湿度适宜，同时避免人流拥挤，公园可作为首选。如果舞场过小或人员拥挤时，室内空气变得污浊，使人呼吸不畅，同时也容易传播呼吸道传染病。

不要穿硬底鞋

舞场地面平滑，穿硬底鞋跳舞容易滑倒，而且硬底鞋弹性差，地面反作用力也大，对小腿肌腱和关节组织损害较大。

衣服要宽松舒适

跳舞时要穿肥瘦适当、轻便舒适的衣服，并有一定的弹性和透气性，以不束缚肢体为好。

把握好时间

每次跳舞的时间不宜太长，要掌握间歇。如果长时间处于光线暗淡、节奏强烈的环境中，人的情绪往往因过度兴奋而容易导致疲劳感。

节奏不要太快

跳舞的节奏不要太快，应选择动作缓慢且简单的舞蹈，以慢步和中步为宜，否则会使交感神经过度兴奋，导致呼吸加剧、心率加快、血压骤升，可诱发或加剧心血管疾病。

不要大幅度扭动

人上了年纪，运动系统肌肉萎缩，韧带弹性下降，关节活动不灵活，应避免做大幅度的扭颈、转髋、下腰等动作，以免发生关节、肌肉损伤甚至骨折。

温馨小贴士

铁路离退休职工要注意病情不稳切勿跳舞。心血管疾病患者在病情未得到控制时，跳舞易导致血压升高，可发生心肌梗死、猝死等意外；疝气、胃下垂、脱肛者可能因跳舞加剧症状；耳源性眩晕、颈椎综合征患者跳舞时常易摔倒，甚至发生骨折。

太极拳，动静之间延年益寿

运动养生专家指出，太极拳是介于动养生和静养生之间的一种绝佳的运动，具有健身和延年益寿的功效，非常适合铁路离退休职工参与。

太极拳缓慢柔和，柔中有刚，有助于延缓肌肉衰老，保持和改善关节运动的灵活性，肌肉有节奏地收缩对调节大脑皮层和自主神经系统功能具有独特的作用。打太极拳时须全神贯注，注意力高度集中，眼随手转，步随身换，动作圆滑、连贯、稳健、协调，动中取静，这有利于大脑的休息。

此外，常打太极拳对多种慢性疾病有一定的治疗作用，如高血压、神经衰弱、溃疡病、肺结核、肝炎恢复期、骨关节病等，具有祛病延年的良好功效。

不过，铁路离退休职工在打太极拳时应注意以下几点。

做好准备

练拳前要做好准备活动，适当活动四肢。要选择地面平坦、环境幽静、空气新鲜的室外或室内进行。

宜早晚锻炼

最好在清晨或傍晚进行太极拳锻炼，清晨可使身体各器官活动起来，为全天的活动做好准备；傍晚练拳有助于消除疲劳。

调整好呼吸

打太极拳时要调整好呼吸，呼吸要稳定深长，这样有利于锻炼呼吸肌和增进食欲。

刚柔相济

太极拳的用劲要符合刚柔相济的练功原则，既不能过于柔软，也不可偏于坚刚。柔软无力难以长功，坚刚过度则难养气血，因此必须循阴阳中和、刚柔参半之路径习练，方可得“太极劲”。

因人而异

可根据个人的体力来调节练拳时间、次数、架子高低和动作快慢，最好是每日早、晚各练 1 次，每次 10 ~ 15 分钟。

温馨小贴士

一般练习太极拳需要有专人指导，并且要能够持之以恒地练习，这样才能达到强身健体、延年益寿的目的。

小动作也能收获大健康

拍打健身法

拍打健身法有强筋壮骨、活动关节、促进血液循环、增强内脏功能和代谢的积极作用，对铁路离退休职工尤为适用。这种健身方法通常是用自己的手掌或握拳拍打全身。拍打后会感到全身轻松、头脑清醒、精神愉快，这种方法灵活、机动，既经济又能收到实效。配合其他锻炼方法，并调节饮食，即可延寿强身。

拍打上肢

站立，全身放松，用右手掌或握空拳从上而下拍打左上肢的前后左右四个面。然后用左手掌或握空拳同法拍打右上肢。每面各拍打 25 次。此法可防治肢体麻木，延缓肌肉衰老，解除上肢的酸痛症状。

拍打肩部

坐在椅子上，用左手拍打右肩，用右手拍打左肩。每侧拍打 100 次，此法可防治肩痛、肩酸、肩周炎等。

拍打背部

站立，全身放松。先用右手握拳拍打左侧背部，再用左手握拳拍打右侧背部，左右各拍打 100 ~ 200 次。此法可防治背痛、慢性支气管炎、肺气肿、肌肉发育不良等。

拍打胸部

站立，全身放松。然后双手半握拳，先用左手由上至下，再由下至上拍打右胸。然后用右手拍打左胸，方法同上。左右胸各拍打100~200次。此法可防治冠心病、肺气肿等。

拍打腰腹部

站立，全身放松，双手半握拳（手掌也可），以腰为轴，前后、左右转动。腰向右转时，带动左上肢的手掌向右腹部拍打，同时右上肢及手背向右腰部拍打；腰向左转时，拍打动作相反。侧拍打主要用来防治腰痛、腰酸、腹胀、便秘和消化不良等疾病，也可使腰部灵活，防止扭腰岔气。

拍打臀部

用手掌或握拳拍打两侧臀部，左右臀部各拍打50~100次。此法可防治臀部肌肉发育不良、坐久麻木等。

拍打下肢

站好，先将左侧下肢抬起，大腿和小腿呈直角，脚跟放在椅子上，用左手掌或握空拳拍打大腿、小腿，从上往下拍打。拍打上、下、内、外四面，每面各拍打100~200次。然后用同样的方法拍打右腿。

温馨小贴士

拍打运动宜先轻后重，先慢后快，刚柔相济，快慢适中，不要用力过猛。拍打时间以15~30分钟为好，有病痛的部位可多拍一会儿，强度以个人感觉舒服为宜。

甩手养生法

甩手运动简单易行，不分年龄、性别，不需要场地、器材，随时随地可以进行，并且有比较好的健身效果，非常适合铁路离退休职工进行锻炼。

甩手具有调节神经系统功能的作用，有助于神经细胞从兴奋状态进入抑制状态，使过度兴奋而致功能紊乱的神经细胞恢复正常。

甩手运动的方法为：甩手前，身体站直放松，两眼平视前方，两脚分开与肩同宽，两臂自然下垂，两掌心向内。甩手时，要做到全身放松，精神集中，心平气和，两臂前后或左右来回摆动，前摆时两臂与身体的垂夹角不超过 60°，后摆时不超过 30°。每次甩手 100 ~ 500 次，每日锻炼 1 ~ 2 次。

甩手运动虽然简单易学，安全有效，但需要注意以下几点。

选好时间地点

甩手的时间以早晨起床后为佳，饥饿和饱饭后不宜进行甩手锻炼；地点应选择在空气新鲜、环境安静的院落、田野或河、湖旁。

量力而行

甩手运动要量力而行，次数要由少到多，应随锻炼时间的延长而逐渐增加。运动结束后，要做整理、放松运动，如深呼吸、原地踏步、伸展运动等。

注意异常情况

甩手锻炼如果得当，坚持一段时间，会感到食欲旺盛，精神振奋，体力充沛，睡眠良好，疾病的症状有所减轻。如果在甩手过程中出现头晕、胸疼、两臂酸沉、精神不振等现象，说明甩手运动过量，应适当减少甩手次数。

温馨小贴士

和甩手运动一样，甩腿运动也很适合铁路离退休职工。具体方法为：一手扶墙，先向前甩动小腿使脚尖向前翘起，然后向后甩，脚尖用力向后伸，脚面绷直，腿亦伸直。在甩腿时，上身要直，两腿各甩 20~30 次。

摇头可防病

摇头晃脑是一个很简单的动作，很多人也许想不到它有很好的健身功效，铁路离退休职工不妨闲着的时候常练习一下。

运动专家表示，经常做些转颈、前俯、后仰的摇头运动，能有效缓解颈部肌肉疲劳，促进颈椎的血液循环顺畅，防治颈椎病。颈部由颈椎关节、血管、肌肉韧带等组成，摇头的动作能够促进这些组织进行运动，增强头部血管的抗压力，改善大脑血氧供应，治疗由神经衰弱引起的失眠。

摇头的具体做法为：自然站立或坐姿，双目微闭，凝神静气，全身放松。放松颈部肌肉，将头部先按顺时针方向画圈，然后按逆时针方向画圈。每天 2 次，每次顺时针、逆时针各 10~20 次。

温馨小贴士

进行摇头运动时，要注意强度，摇头次数不宜过多，动作幅度不宜过大。需要注意的是，眼部做过手术的人，不宜做摇头运动。

叩齿保健法

叩齿是一种较常见的养生保健方法。经常叩齿可以改善牙周内的血液循环，增强牙齿的抵抗力。肾的健康和牙齿有着密切的关系，牙齿离不开肾中精气的滋养，肾精气充足牙齿才会坚固，反过来说，牙齿坚固也有利于肾脏的健康。

经常叩齿不仅可以固齿强身，还可以健脾。叩齿能够促进唾液的分泌，涎是唾液中较清稀的部分，可以起到帮助脾消化食物的功能，有助于减轻脾胃的负担，延缓脾胃功能衰退。叩齿既有助于脾的运化，又可促进养护肾精。所以，二者是相辅相成的，可起到延缓衰老的作用。

叩齿的具体做法为：自然站立或坐姿，双目微闭，凝神静气，全身放松。嘴唇微闭，先轻叩门牙 20 下，再分别轻叩左臼齿、右臼齿各 20 下。嘴唇微张，上下牙齿轻叩 20 下。每天锻炼 2 次，可提高牙齿抗龋能力及咀嚼功能。

温馨小贴士

在叩齿的过程中，唾液的分泌增多，当感觉有唾液产生时，不急于咽下，而是继续搅动。待唾液增多后，用舌头抵住上腭部，让唾液聚集，然后鼓起腮帮，用唾液漱几次口，最后将其分 3 次慢慢吞下。

抚耳强肾法

中医认为，耳部聚集了众多与肾脏有关的穴位，是肾的“开窍”之处。抚摩耳部是一个很不错的刺激双耳的动作，这个动作看似简单，但经常做能够疏通经络，促进气血循环，激发肾功能，有补肾益精、强身健体的功效。

抚耳的具体方法如下。

提拉耳尖

用双手拇指、食指夹捏耳廓尖端，捏、揉、提、揪、摩擦15～20次，使局部发红发热。此法有养肾、止痛、镇静、退热、清脑明目、抗过敏等作用。

双手掩耳

用双掌掩住两个耳郭，手指托住后脑壳，双手手指同时敲击脑后，左右各弹击24次，可听到“隆隆”的声音，医书上称之为“击天鼓”。这种刺激可促进肾脏功能，有强肾、健脑、明目的功效。

双手扫耳

用双手将耳朵由后向前扫，能听到“嚓嚓”的声音。每次20下，长期坚持同样可以促进肾脏功能，防病健耳。

温馨小贴士

刮刮鼻子也有很好的养生功效。因为鼻子与人体内的众多脏器都有密切联系，每天可以通过按摩鼻子来改善重要脏器的血液循环，使全身气血通畅，有润肺、疏理肝气的作用。

提肛养生法

提肛是指用力将肛门向上提，然后放松，接着再提再松，反复进行的一组动作。经常做提肛动作可提升阳气、通经活络、温煦五脏，能防治阳痿、早泄、脱肛、痔疮、遗尿、尿频等症。提肛在站立、端坐、行走时均可进行，是一种简单有效的养生方法，非常适合铁路离退休职工进行练习。

屈腿提肛法

采取仰卧姿势，双臂平放在体侧，屈膝，两脚跟最大限度地靠近臀部，以肩部和脚掌为支撑，抬起骨盆，收缩肛门，持续约5秒，然后还原。重复10～20次。此法可固精益肾、延缓衰老。

夹腿提肛法

采取仰卧姿势，双腿交叉，大腿和臀部均用力夹紧，肛门努力上提，持续约5秒，然后还原。慢慢延长提肛的时间，重复10～20次。此法可改善肛门括约肌功能，并增强性能力。

坐立提肛法

采取坐姿，双足交叉，双手叉腰，起立，肛门上提，持续5秒，放松坐下。重复10～20次。此法可防治阳痿、早泄等症，对前列腺炎也有辅助治疗的功效。

温馨小贴士

提肛运动时出现心跳加快、呼吸不匀，多因呼吸一松一紧，过于用力，提肛运动时间过长而疲劳所致。此时应调整呼吸，减少提肛运动的时间。

旋转运动法

人体的关节在一定范围内都具备旋转能力，如果充分舒展这些关节，往往会获得意想不到的健身效果。经常做些旋转运动，不仅可以增加关节的活动量，提高关节的灵活性，让身体保持活力，还能够促进全身血液循环，增强体质，防止器官衰老，预防疾病。

旋转颈部

自然站立或坐姿，双目微闭，挺胸收腹。头部先按顺时针方向转动 10 圈，再按逆时针方向转动 10 圈，每转到一个方位时可以略停后再转向下一个位置，运动幅度以感觉颈部舒适为准。

旋转肩部

自然站立，全身放松，两腿分开稍宽于肩，两手自然垂于体侧。以肩为轴，用肩头先向后转动 10 ~ 20 圈，接着再反方向旋转 10 ~ 20 圈。

旋转腰部

自然站立，两腿分开稍宽于肩，挺胸收腹，两手叉腰，四指在前，拇指在后紧顶肾俞穴。低头弯腰，将腰部慢慢转动，先按顺时针方向转动 10 ~ 20 圈，再按逆时针方向转动 10 ~ 20 圈。转动时要注意膝盖不要弯曲，脚跟不要离地，尽量伸展下肢。

旋转膝部

自然站立，两腿半蹲，两足并拢，双手扶住两侧膝关节。先按顺时针方向转动 20 圈，再按逆时针方向转动 20 圈。膝盖旋转的幅度尽量要大，让双腿由弯曲到伸直，再由伸直到弯曲。

旋转脚踝

以跷二郎腿的姿势坐在椅子上。将左腿弯曲，左脚踝置于右腿上，右手握住左脚前脚掌旋转活动脚踝，顺时针、逆时针方向各转 20 圈，然后换右脚进行。

温馨小贴士

在做旋转运动时，铁路离退休职工要根据自己的身体情况，循序渐进，量力而行，不要勉强自己过度运动，以防对身体造成伤害。

下蹲健身法

日常生活中，多蹲少坐是对身体各个脏器最好的锻炼。通过练习可以增加胸腔和肺的活动范围，从而提高各器官机能。铁路离退休职工不妨多做做以下几种下蹲运动。

借物蹲

将自己的背部、腰骶部靠在墙上，或是手握栏杆，借以分解身体重量，使下蹲训练变得容易进行，从而蹲得深，蹲得久。练习时间可以从开始的 1 分钟逐渐延长到 5 分钟。

太极蹲

太极蹲是双脚尖并拢，双脚跟紧靠一起，然后双膝弯曲，弯曲到大腿，腿腹与小腿腿腹紧贴在一起，经络穴位重叠，互相挤压，可起到推拿、按摩的效果。练习时间为 1 ~3 分钟。

八卦蹲

八卦蹲是从太极蹲演化而来的动作，即将太极蹲的下肢并拢变化成下肢分开，两脚分开与肩同宽，两脚平行，双膝弯曲小于 90°，臀部不要左右扭曲，距地不超过 10 厘米，八卦蹲比太极蹲容易做到。练习时间为 1 ~5 分钟。

踮蹲

练习者两只脚的前脚掌着地，脚后跟抬起离开地面。双膝弯曲，躯干下沉，大腿紧紧压在小腿上。练习踮蹲有一定的难度，初次练习时不要勉强，时间控制在 30 秒到 1 分钟为宜。

跟蹲

跟蹲与踮蹲正好相反，即脚跟落地，同时足弓部分也着地，前脚掌悬空，即脚底的后半部分接触地面。由于练习时前脚掌悬空，身体重心会向后偏移，掌握不好的话容易向后倒，因此初次练习时要注意安全，时间控制在 30 秒到 1 分钟为宜。

弓箭蹲

练习者左脚着地，右脚呈踮蹲状态，下蹲时将身体重量落到右脚上，每练习 30 秒调换一次左右脚，以改变两脚的受力情况。

温馨小贴士

下蹲健身方法每次可以只做一个动作，也可连起来做。但需要注意的是，做以上动作时，要遵循先易后难的原则，先从借物蹲开始，然后逐渐尝试其他蹲式的练习。

强腿运动法

俗话说“树老根先枯，人老腿先衰。”生活中，很多人 40 岁之后，会感到腿脚不灵活，稍微多走点路，就像腿上灌满铅，发酸发胀，上楼梯也越来越费劲，其实这就是腿脚衰老的先兆。而常常做做腿部运动，可以增加腿部力量，养护腿部，延缓衰老。

以下几种强腿运动很适合铁路离退休职工练习，经常锻炼能预防腿部提前衰老。

干洗腿

用双手紧抱一侧大腿，稍用力从大腿向下按摩，一直到足踝，然后再从踝部按摩至大腿根。用同样的方法按摩另一条腿。重复 10 ~ 20 遍。这样可使关节灵活，腿肌与步行能力增强，预防下肢静脉曲张、水肿及肌肉萎缩等。

揉腿肚

弯腰或是坐着让双腿下垂，用两手掌夹住腿肚，旋转揉动，每侧揉动20~30次为一节，共做6节。此法能疏通血脉，增强腿部力量。

扭膝

两足平行并拢，屈膝微下蹲，双手放在膝盖上，顺时针方向揉动数十次，然后逆时针方向揉动数十次，此法能疏通血脉，缓解下肢无力、膝关节疼痛。

扳足

端坐，两腿伸直，低头，身体向前弯，用双手扳足趾20~30次。此法能练腰腿、增脚力。

搓脚

双手掌搓热，然后用手掌搓脚心，各100次。此法具有降虚火、舒肝明目之功效，可以防治高血压、晕眩、耳鸣、失眠等症。

踮脚

身体直立，双手放于背部，手心相对，踮起脚跟，脚尖贴地，然后轻轻放下脚跟，再踮起、放下，如此反复，持续5分钟，每天做5次。此法可疏通经络，健脾养肺，缓解疲劳。

温馨小贴士

睡觉前温水洗脚，然后平躺在床上闭目，全身放松，意念集中在双脚上，10个脚趾用力向脚心抓紧，然后向脚背抬起，常练此功，可使腿脚利落，身体健康。

铁路离退休职工须知的运动细节

运动中异常现象不可忽视

运动专家提醒，运动过程中由于各种原因，运动者会出现一些异常现象，比如休克、胃痉挛等，如果处理不及时可能会带来严重后果。因此，铁路离退休职工在运动中不可忽视以下几种异常现象。

过敏性休克

在运动时，要合理选择项目，不要随意加大运动量，如果因运动量加大而出现全身发热、皮肤潮湿或在运动中出现咽喉不适、呼吸急促、胃肠绞痛，这些都是出现运动性过敏性休克的征兆，应停止运动，及时到医院就诊。

脾胀痛

在运动时出现脾胀痛，多因运动量过大，静脉血回流缓慢、脾脏充血肿胀所致。出现脾胀痛应停止运动，在背部脊柱左侧胸 11 至 12 椎体棘突旁的脾俞穴、胃俞穴按揉 3～5 分钟。在运动前做好充分准备活动是预防的关键。

肝胀痛

在运动时出现肝区胀痛，多发生在长跑或中距离跑时，在背部右侧肝俞穴按揉 5 分钟即可止痛。在运动过程中呼吸节律，用鼻呼吸而不张口呼吸是预防的关键。

腹部胀痛

在运动过程中，突然出现腹部胀痛，多因大量出汗丢失水分和盐所致。发生腹痛时，应平卧休息，做腹式呼吸 20 ~ 30 次，同时轻轻按摩腹直肌 5 分钟左右即可止痛。

胃痉挛

有时运动中会出现腹部绞痛，多见于游泳时水温过低、准备活动不充分、运动量过大时。出现以上症状时可进行上腹部热敷 20 ~ 30 分钟，用手按压内关穴与足三里穴各 3 ~ 5 分钟即可止痛。

肠痉挛

运动时脐区周围或下腹部钝痛、胀痛，停止运动后疼痛减轻。此时用手按揉双侧合谷穴，每穴 5 分钟，或用热水敷脐区 10 ~ 20 分钟即可止痛。为防止病痛的发生，在运动前应做好充分准备活动，勿进食冷饮。

温馨小贴士

运动后也要注意异常情况，如果出现疲乏、焦虑、长期有时断时续的肌肉酸胀疼痛等现象，这是身体发出的预警信号，不可粗心大意，最好暂停运动或做出调整，否则小痛会酿成大伤。

运动后不宜立即吃冷饮

现实生活中，很多人在参加运动后，全身大汗淋漓，感觉口干舌燥，就会马上喝冷饮，如冰冻酸梅汤、汽水、啤酒等，或马上吃冷食，如雪糕、冰淇淋、冰镇西瓜等。殊不知，这种做法虽然会使我们一时感到清爽舒服，但也会给身体带来很大的伤害。

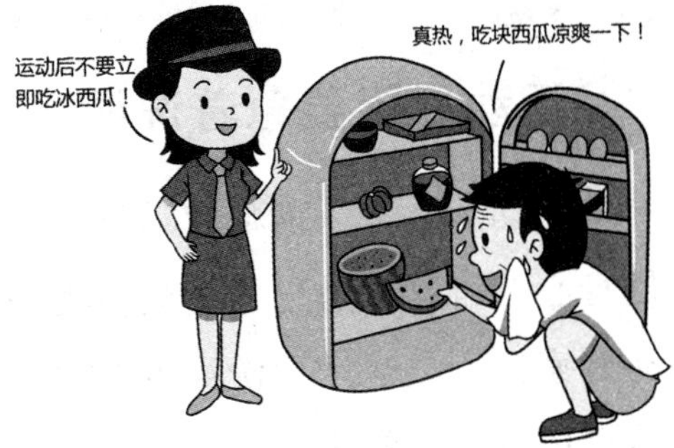
运动后不要立即吃冰西瓜！
真热，吃块西瓜凉爽一下！

在剧烈运动后接着喝冷饮吃冷食，会使胃肠道里的血管突然受冷的刺激而马上收缩。如果在平时，这种改变状态并不明显，因为身体处在正常的状态下。而在剧烈运动后体温升高，突然遇冷会使胃肠道里的血管迅速收缩，这样会引起胃肠功能紊乱，使食物不能很快地被消化和吸收，这样会引起腹痛、腹泻。

另外，运动后不仅身体的温度增高，口腔、咽喉里的黏膜温度也会升高，倘若这时大量吃冷饮就会使这些地方的血管猛烈收缩，血流减慢，血液减少，正常的生理功能发生紊乱，会出现嗓子干、刺痒、咳嗽、声音嘶哑等症状。

因此，铁路离退休职工要谨记运动后不要马上喝冷饮和吃冷食，可以到阴凉通风处休息一会儿，过半小时以后再慢慢地吃冷饮冷食。运动专家建议：运动后也不要立即饮水，最多只能用水漱口，待人体脱离运动状态后再补水。而且宜采用多次少饮的方法，每次饮用100毫升，每次补水间隔10分钟。

温馨小贴士

运动后大量喝水对身体不利，不仅会导致大量出汗，带走体内盐分，导致体内水、盐比例失调，产生口渴、疲乏无力、头晕眼花等症状，还会突然加重心脏负担、稀释胃液、影响消化，并引发多种疾病。

运动后不要急着洗澡

运动后，如果能痛快地洗个澡，不仅可以除去汗臭，还能使身心获得彻底放松，让疲劳的身体得以迅速恢复。不过，运动专家提醒，运动后洗澡方法要得当，不宜立即洗澡，否则会给身体带来不利影响。

人在运动时流向肌肉的血液增多，心率加快。当我们停止运动后，需要有一段时间让血液循环的速度慢下来，使其恢复正常水平。如果马上洗澡，就会继续增加皮肤和肌肉中的血液流量。这样会使肌肉继续处于紧张状态，身体会更加疲劳，并且会使体内血液不足以供应其他器官的需求，如心脏及大脑，从而易诱发心脑血管疾病。

特别是老年人或身体肥胖者运动后就更不能立即洗热水澡了，否则易造成心脏和大脑供血不足，易使人处于缺氧状态，轻则导致头晕眼花，重则可使心脑血管疾病患者发生脑卒中、心肌梗死。

因此，铁路离退休职工要注意运动结束后不要急着洗澡，更不要立即冲冷水澡。运动后如果洗冷水澡，皮肤会因突然受到刺激，使血管立即收缩，血液循环阻力加大，导致心脏和大脑供血不足。同时运动后人的抵抗力下降，洗冷水澡容易着凉感冒。

运动后正确的做法是及时擦干汗液，稍作休息，待心率平稳不再出汗且皮肤温热时再用温水冲澡。

温馨小贴士

运动后感觉疲劳，除了洗澡外，还可以听听轻快优美的音乐、做一些适当的按摩、美美地睡上一觉等，这些都有助于消除运动性疲劳，让身体得到尽快恢复。

运动时不要骤然停止

有的人在剧烈运动后喜欢立即停下来，或是坐下来休息，运动专家提醒，这样做是不科学的。相关机构做过这样一个实验：让运动员每隔5分钟以最快速度跑100米，连跑3次，跑完后立即停止不动，结果这名运动员脸色苍白地晕倒了。这是怎么回事呢？

人在运动时呼吸和心跳明显加快，下肢肌肉对血液中氧气和养料的需求显著增加，因而下肢小动脉和毛细血管几乎全部开放，使下肢血流量大大增加，以适应肌肉运动的需要。

运动时下肢肌肉节律性收缩，压缩静脉血管，使下肢血液不断地由静脉回流至心脏。如果运动后马上静止不动或者坐下来休息，一方面妨碍呼吸运动，另一方面静脉血（尤其是下肢的静脉血）不能再借助于肌肉运动流回心脏，大量积聚在下肢开放着的小血管里，使回流心脏的血液显著减少，导致心脏输出血液相应减少，血压下降，血液不易压向头部，脑部发生暂时性贫血而晕倒。

因此，铁路离退休职工要注意运动后不要骤然停止不动，要继续做一些小运动量的动作，等到呼吸和心跳基本稳定下来后再坐下来休息。这样可以加速运动过程中代谢产物的清除，加速体力恢复，使身体有一个逐步恢复到正常状态的过程。

这些小运动量的动作可以是1～2分钟的慢跑或步行，也可以是一些全身的伸展练习和柔软体操；还可以是一些自我抖动肌肉的放松动作。一般说来，这些轻微的动作着重于深呼吸运动和较缓和的全身运动，活动的量不可过大，要逐渐减轻，尽量使肌肉放松，当自己觉得呼吸和心跳已较稳定，其他一些不适感消失时就可以了。

温馨小贴士

运动后实在体力不支时，可以让同伴搀着走走。一旦周围有同伴发生重力性休克，应让患者平卧，使足部略高于头部，以便下肢静脉血流回心脏，并输送到头部。

运动时着装宜宽松

日常生活中，我们经常会看到很多人在运动时喜欢穿上紧身衣、紧身裤和紧腿袜，把全身裹得紧紧的，以为这样运动才方便舒适。殊不知，运动时着装也有讲究。运动专家提醒，运动时不要穿太紧的衣服，否则不仅会影响运动的效果，也会对我们的健康构成威胁。

运动的时候，回心的血流量会增加，心脏的负荷加重，就必须更加努力地工作，将更多的血输送到全身，只有这样才能保证肌体对血液和氧气的需求。但是如果穿的衣服太紧，由于衣服的压迫与约束，会造成血管内阻力增大，无形中增加心肺的负荷，使正常的心肺功能大受影响，极易出现胸闷胸痛、呼吸困难、头晕目眩、恶心等症状，严重者会晕倒在地。

另外，紧身的衣裤不利于运动时的及时散热，影响汗腺排泄。因此，为了保证身体健康，运动时要穿宽松、舒适、透气性好的衣裤。

有的人在运动时，往往把裤腰带勒得过紧，殊不知这对于腰部的肌肉、骨骼来说是非常不利的。腰部既是身体的支柱，又是关节、肌肉、韧带活动最多的地方，保护好腰部并使其血液循环畅通无阻至关重要。

运动的时候，腰部和四肢的肌肉需要做出各种相应的动作，需要的血液量也增加，这个时候如果把腰带勒得紧紧的，就会影响腰部的血液循环，不能进行正常的新陈代谢，不仅不能发挥腰部的运动能力，还可能对腰部健康造成损伤。

因此，铁路离退休职工在运动健身的时候，一定要注意不要穿太紧的衣裤，也不要把腰带勒得太紧。

温馨小贴士

到户外运动，不要穿得太厚，以免妨碍身体的运动，再者穿得太厚还会导致大量出汗，反而招致感冒。尽量多带上几件全棉运动T恤，以便在T恤汗湿时及时更换。运动结束时，如果身上出汗，要擦干汗液，再换上干软的内衣。

感冒发烧不应继续运动

科学的运动一定要持之以恒，但这并不说生病了也要坚持运动。很多人认为感冒发烧是小毛病，运动出一身大汗，病就好了。真是这样吗？其实，这种认识是不对的。

人在发烧时不能进行运动，特别是不能进行剧烈运动。这是因为发烧时人体内产热增加，而剧烈运动会加速肌肉组织的分解代谢，产热也随之增加。也就是说，人在发烧时参加运动就是热上加热，等于“火上浇油”，会使身体的组织器官遭到损伤。

此外，发烧时会使身体内的蛋白质大量分解，维生素和很多营养物质也被大量消耗，使体力大大削弱，免疫力与抗病力也大大降低，这对身体的康复很不利。

人在发烧的时候心跳加速，血液循环也加速了，而体温每升高1℃，心跳每分钟就增加10～20次，使心脏血液的搏出量增多，从而加重心脏负荷；如果再进行剧烈运动，就会进一步增加心脏负担，严重时还可能导致急性心功能不全。

因此，铁路离退休职工要格外注意感冒发烧后不要继续运动，最好进行充分地休息，以帮助身体战胜疾病。如果没有发烧，仅有感冒症状，如流鼻涕、打喷嚏等，能不能运动呢？

一般来说，感冒症状多由感染性疾病引起，比如病毒性感冒、流感等。如果在这种情况下还进行剧烈运动，病毒容易侵害内脏器官，尤其是心肌，容易造成病毒性心肌炎，后果很严重。因此，即使是有流鼻涕、打喷嚏、鼻塞等轻微感冒症状，也不要进行剧烈运动。

如果身体好转，体温降至正常，感冒症状基本消失，可以进行一些轻微活动，比如散步、骑自行车等。这样可以使身体抵抗力增强，有利于恢复健康。

温馨小贴士

凡是感冒患者有发热（体温超过37.5℃），或出现明显的咳嗽、浑身酸痛等症状时，应放下工作或学习，休息两三天，至热退及症状消失时为止。休息期间，应以卧床为主，也可在房间或庭院里散散步。

铁路离退休职工须知的运动禁忌

铁路离退休职工随着年龄增加不仅心肺功能降低，而且运动器官也逐渐衰退，如肌肉萎缩、兴奋度降低、速度减慢、骨质疏松等。另外听觉、视觉、触觉、平衡器官功能也减退，表现为反应缓慢，灵敏度低，协调性差。因此，铁路离退休职工在运动健身时，要注意以下禁忌。

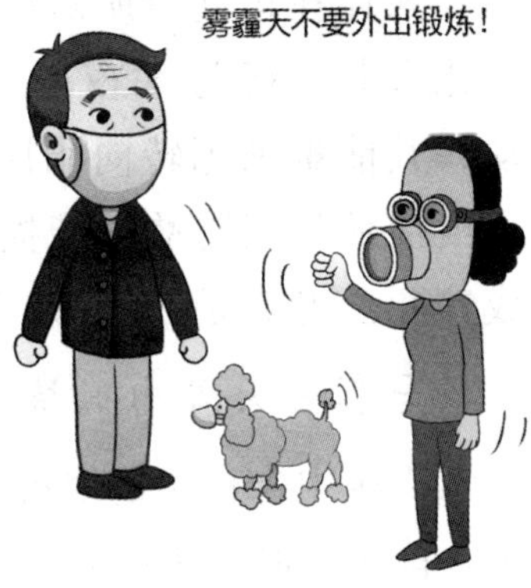

忌激烈竞赛

铁路离退休职工要谨记，不论参加哪些运动项目，重在参与、健身，不能争强好胜，与别人争高低，否则激烈竞赛不仅体力承受不了，而且还会因易碰撞、摔倒、激动，发生意外情况。

忌负重憋气

很多年纪大的人有肺气肿，当憋气用力，会因肺泡破裂而发生气胸。憋气也会加重心脏负担，引起胸闷、心悸。憋气时因胸腔的压力增高，回心血量养活脑供血减少，易发生头晕目眩，甚至昏厥。憋气完毕，回心血量骤然增加，血压升高，易发生脑血管意外，因此像举重、拔河、气功、引体向上等这些需憋气的运动项目，铁路离退休职工不宜参加。

忌饭后立即运动

饭后血液会大量流向胃肠帮助消化。如果此时马上运动，血液就会转而流向双腿“供能”，这对于年轻人来说可能无大碍，但对于铁路离退休职工来说就会产生不良的影响。因为随着年龄的增长，人的供血器官会发生退行性改变，造成供血功能降低。当胃肠及下肢都需要大量的血液供应时，势必加重心脏负担，给健康带来不利影响。

忌空腹运动

人体在运动时所需的能量供给主要靠食物中摄取而来的碳水化合物。经过一夜的睡眠，胃肠中已无食物，如果立即运动，其能量来源转向脂肪，此时血液中的脂肪酸会明显升高，过度活跃的脂肪酸可能损伤心肌，容易引起心律失常，甚至造成猝死。尤其是50岁以上的人，空腹晨练危险更大。

忌雾霾天外出锻炼

雾霾中含有大量的污染物、尘埃、致病菌等有害物质，人体吸入首先会损害呼吸道和肺脏的健康。并且锻炼时人体所需的氧气量增加，容易吸入更多的雾霾。当吸入的污染物较多时，有害物质就会进入血液，损伤血管内皮，影响心血管健康，尤其对心血管疾病患者十分不利。所以，雾霾天尽量不要外出锻炼，特别是秋冬季节的早晨和傍晚雾霾浓度较高，更要减少外出时间。

忌家务劳动代替运动

虽然家务劳动对于心肺功能、神经系统、肌肉组织有一定的益处，但远不如体育锻炼取得的健身效果好。并且家务劳动简单重复，固定的姿势还会使某些器官或组织负荷较大，而有些部位无法充分活动，不能达到全面健身的目的。另外，家务劳动琐碎繁杂，容易使人失去兴趣，不能满足运动带来的身心愉悦感。

温馨小贴士

铁路离退休职工要注意，服药后不宜运动，因为部分药物会使感觉器官变得迟缓，肌肉变得松弛，运动神经变得迟钝，此时运动容易超过身体负荷，并易在运动过程中造成损伤。

警惕！这些人运动不可随意

对于绝大多数人来说，运动能够起到强身健体、延年益寿的作用，但是对于一些特殊人群来说，运动反而有害健康。对于铁路离退休职工来说，如果你属于以下几类人群，一定要记住不可随意运动。

有急性并发症的人

有心或肾衰竭、严重视网膜病变、下肢大血管病变、自主神经功能紊乱、高血压等严重慢性并发症的患者不能参加任何运动，一定要卧床治疗，否则可能导致生命危险。

患有严重呼吸道疾病的人

运动时呼吸加快，对有肺病和呼吸道疾病的人来说无异于火上浇油，这个时候如果非要运动，会对身体造成极大的损害。

心脑血管疾病和高血压患者

这些人适合做一些动作缓和的无氧运动，并且要注意休息。因为跑步、健身等有氧运动，动作的幅度较大，会导致血压突然升高，心脏的负荷突然加重，容易诱发心肌梗死和心力衰竭。

部分糖尿病患者

糖尿病患者体能消耗比正常人要快，所以不能做快速或者长时间的运动，比如跑步、跳绳等。糖尿病患者比较适合小运动量、小重量的运动，像举轻量哑铃、做保健操等。血糖控制不佳的患者也要注意，即使是短时间的有氧运动，也会消耗巨大的体能，导致突然出现浑身出冷汗、手脚麻、头晕等症状，有这样的反应就说明已经出现了运动伤害。

大病初愈的人

大病初愈的人一般需要静养一至两个月才能运动，否则容易伤身体，而且伤口容易在运动中裂开，造成严重的后果。

温馨小贴士

身体疲劳时不要运动，因为疲劳运动的时候，血液主要供给了下肢，会造成脑部缺氧，体力不支，出现身体发虚、抽筋、肚子痛的情况，严重的还有可能在运动中突然头晕、全身发凉，甚至昏厥、死亡。

第三章

健康居家：养成良好的生活方式

铁路离退休职工从工作岗位上退下来后，待在家里的时间更多了，如果平时家里的环境不好、生活方式不科学，那么对健康有着很大的危害。专家提醒，选择正确的生活方式，养成良好的生活习惯，比昂贵的医药费和专业的医生来得更实际。

睡眠起居与健康

每天睡得好，八十不见老

充足、高质量的睡眠对健康大有益处，然而，现实生活中，很多人晚上不睡，早上不起，并认为这只是个人习惯而已，无伤大雅。其实，长期睡眠不足，会影响身体各项功能，导致免疫力下降，引发各种疾病。

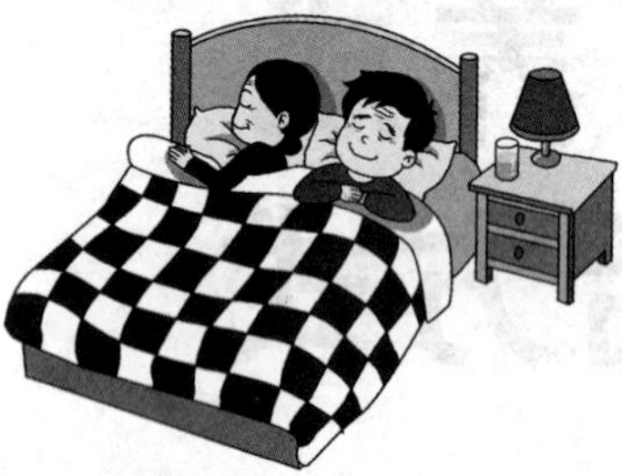

生物钟紊乱

睡眠不足导致体内生物钟遭到破坏，正常的生理节奏被打乱，很容易形成肥胖。

中风

美国睡眠医学会研究发现，每晚经常睡眠不足 6 小时会导致中风危险性显著增加。

加速皮肤衰老

经常熬夜的人看起来很疲劳，总给人一种萎靡不振的精神状态。因为缺乏足够的休息，皮肤也会出现问题，呈现老态，如皮肤粗糙、缺乏弹性、没有光泽、肤色黯淡。

免疫力下降

人体的免疫系统、淋巴系统、肝、胆、肺和肠道等在睡眠时的工作效率最高，工作量达到最大值。如果夜间人体没有进入睡眠状态，那么代谢排毒的工作就会受阻，大量废物、毒素淤积体内，造成人体免疫力下降。

引发心理疾病

熬夜会让人在白天没有精神，更容易感到疲劳和沮丧，严重者还会引起失眠、健忘、易怒、焦虑不安等不良情绪。长期被不良情绪所左右，不仅身体会出现病变引起早衰，还会形成心理疾病。

因此，铁路离退休职工平时要保证充足的睡眠，养成良好的作息习惯。那么，铁路离退休职工每天睡多少小时才科学呢？

据美国癌症协会的调查分析，每晚平均睡 7～8 小时，寿命增长；经常睡 5～6 小时，衰老快；睡 3～4 小时或 10 小时以上者 80% 寿命短。当然，睡眠时间的长短有很大的个体差异，一般成人每天睡 7～8 个小时，但不能硬性规定，硬性规定睡眠时间的长短是不科学的。与睡眠时间长短相比，睡眠质量更重要。

良好的睡眠质量的标准为睡眠深沉，第二天醒后感到全身轻松，精力充沛。如果每天睡 5～6 个小时就能达到这样的效果，就说明睡眠时间足够了，不一定非要以 8 小时为限。

温馨小贴士

晚上 10 时至凌晨 2 时是人体细胞坏死与新生最活跃的时段，此时不睡足，细胞新陈代谢就会加速，加快衰老。长时间晚睡和睡眠不足者，即使次日补睡 8 小时，也难以挽回损失。

良好睡眠从“睡心”开始

我们的睡眠环境与过去相比有了很大改善，但睡眠质量却每况愈下。除了疾病、环境、药物等因素会影响睡眠质量外，引起失眠的主要因素在于心理。如果睡前忧心忡忡、焦虑不安、精神紧张，那么必然会辗转反侧，难以入眠。所以，要想睡好觉，先要从“睡心”开始。

如果睡前过度用脑或说话太多，都易使大脑处于兴奋状态，使人难以入睡。所以，睡前应避免进行象棋、围棋、麻将、扑克等娱乐性的用脑活动。睡前大喜大悲容易引起神经中枢的兴奋或紊乱，易出现入睡困难或睡不踏实等现象。睡前不要回想白天不愉快的事情，也不要计划明天的活动，尽力排除心理干扰，保持心情平静。

如果您为失眠而苦恼、焦虑，一到晚上睡觉时就精神紧张，这样就会陷入恶性循环，越是着急入睡，越是难以入睡。所以面对失眠，要顺其自然，可以做些简单轻松的活动使自己彻底放松下来。

温馨小贴士

睡前听一些舒缓的音乐，对放松身心、平静心情大有好处。应注意不可听节奏过于激烈或情调悲伤的音乐，以免使心情兴奋或伤感，更加不利于睡眠。

选对枕头，才能睡出健康

人的一生约有 1/3 的时间是在睡眠中度过的，枕头无疑是陪伴我们的亲密伙伴之一。枕头大小、高低、硬度都会对人的健康产生很大的影响。

古人讲："高枕无忧。"这种说法是不科学的。睡觉时，过高的枕头会造成颈椎前倾，颈椎的某些部分受压过大，破坏颈椎正常的生理前曲角度，压迫颈神经及椎动脉，引起颈部酸痛、头部缺氧、头痛、头晕、耳鸣及失眠等脑神经衰弱的现象，并容易发生骨质增生。

枕头过低或不用枕头同样有害健康。枕头过低或不用枕头，不仅易造成落枕，还会使头部血流量相应增加而影响睡眠，并且易造成头昏脑涨和面部浮肿。

所以，铁路离退休职工在睡眠时要选择高低适宜的枕头。一般来说，枕头的高度以仰卧时头与躯干保持水平为宜，即仰卧时枕高一拳，侧卧时枕高一拳半。枕头的长度最好比肩膀宽一些，过小的枕头会影响睡眠时的安全感。

此外，过硬的枕头，与头的接触面积减少，压强增大，头皮会感到不舒服；枕头太软，难以保持一定的高度，会导致颈肌过度疲劳和影响呼吸通畅，不利于睡眠。因此，睡眠时枕头的软硬选择也很重要。枕头只有柔软又不失一定硬度，才能既减少与头皮之间的压强，又保持不均匀的压力，使血液循环可从压力较小的地方通过。

温馨小贴士

使用枕头时，要"枕颈不枕头"，也就是将枕头大部分枕于颈部，小部分枕于头部，这样填平后背，使颈部下面有舒适的依靠，颈部自然就可以得到很好地放松和休息。

睡前喝杯牛奶有助睡眠

睡觉前喝一杯热牛奶，不仅有助于睡眠，而且有利于身体健康。

牛奶中含有色氨酸和微量的类似于吗啡类的物质，这些物质对人体都有一定的镇静催眠作用，尤其是色氨酸，它是大脑合成五羟色胺的主要原料，而五羟色胺对睡眠起着关键作用。并且牛奶中的钙可缓解人体紧张情绪，有益于身体放松。

此外，睡前经常喝牛奶还可防止骨质疏松症。人入睡后，血液中钙的水平会逐渐降低，为了维持血钙的平衡，骨组织中的一部分钙盐会溶解于血液中，这种溶解作用是人体的自我调节功能，时间长了，会成为造成骨质疏松症的原因之一。睡前喝一杯牛奶，可以补充血液中流失的钙，有效维持骨组织中的含钙量。

需要注意的是，睡前喝牛奶的时间是有讲究的。睡前太早饮用会增加胃部负担，而间隔时间太长，又起不到助睡的效果，建议在入睡前半小时饮用比较适宜。

温馨小贴士

空腹喝牛奶会加快肠胃蠕动的速度，导致牛奶在胃内停留的时间过短，影响牛奶中营养素的吸收和利用。喝牛奶时最好搭配一些淀粉类食物，如馒头、面包、饼干、豆类、玉米粥等。

改掉蒙头睡觉的坏习惯

有的人喜欢蒙头睡觉，尤其是冬季，这样虽可使身体暖和，但对人体健康十分不利。

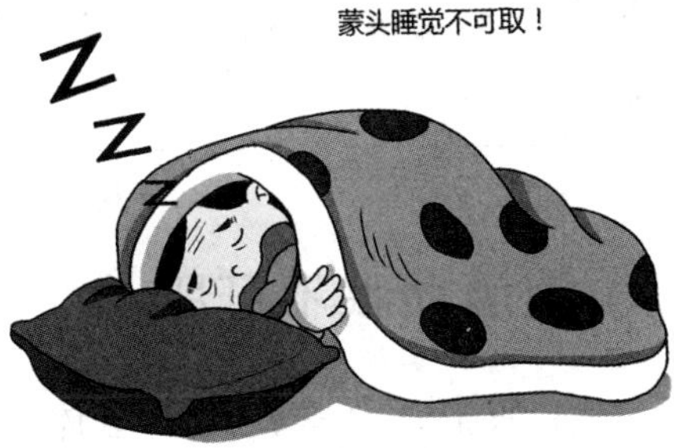

人的生存离不开呼吸，通过吸入氧气，呼出二氧化碳，才能使身体各部分器官保持良好状态。蒙头睡觉会使被窝里的空气不流通，机体无法进行气体交换，被窝内的氧气随着呼吸会越来越少，二氧化碳逐渐增多，使呼出的二氧化碳又被重新吸进体内，造成人体缺氧。人体缺氧后身体各部分器官由于得不到氧气供应，睡醒后会感到头晕、头痛、耳鸣、胸闷、气急、乏力、精神不振等，还常常会做噩梦，甚至半夜被噩梦惊醒。

蒙头睡觉可使头部温度升高，不利于头部散热降温，易造成上火，不利于大脑的气血循环，久而久之就会影响大脑健康。另外，被窝内存在一些细菌和病毒，蒙头睡觉易使人体感染这些有害细菌和病毒，易诱发呼吸道炎症和皮肤病。

睡觉是无意识的行为，要纠正蒙头入睡的习惯，应找到其原因。如果是因为寒冷造成的，要注意保暖。睡前应将屋内门窗关严，窗帘拉上，保证屋内温度适宜，并且要选择厚度适中的被子。

温馨小贴士

除了蒙头睡觉外，开灯睡觉也是一种不好的习惯。开灯睡觉扰乱了人体阴阳活动，使身体不能达到阴阳平衡的状态，容易出现疲劳、神经衰弱、失眠、内分泌紊乱等现象。

饮酒助眠不可取

生活中，有些铁路离退休职工有每天喝点小酒的习惯，诚然，适量饮酒有益身体健康。然而很多人认为睡前喝点酒有利于尽快进入睡眠状态，有人甚至靠喝酒来改善失眠。这种做法可取吗？

研究发现，睡前喝酒虽可暂时抑制大脑中枢系统活动，使人尽快入睡，但实际上却会干扰睡眠。乙醇进入人体，部分会随着血液进入大脑，对大脑产生刺激，使大脑细胞处于兴奋状态，从而使睡眠断断续续，睡醒后通常会感到头晕、头痛、脑涨等不适。乙醇中的乙醛还会影响体内循环而导致脱水，使人夜间容易口渴。

乙醇中含有的有害物质，如甲醇、铅、杂醇油、乙醛等，进入人体后，要依靠肝脏的解毒处理才能排出体外。白天人体新陈代谢较旺盛，酒中毒素相对容易被排泄（如从汗液和尿中排出），但夜晚饮酒入睡后，人体新陈代谢减慢，肝解毒功能也相应减弱，有害物质容易积蓄，故对健康极为不利。

此外，睡前空腹喝酒会使乙醇被消化道吸收，血液中乙醇含量升高，就会刺激血管内壁，使血压升高，长期如此会导致脑出血的发生。研究表明，平常喝酒的人比不喝酒的人更容易出现呼吸道狭窄和打呼噜的现象，并易患睡眠呼吸障碍。

由此可见，饮酒助眠的做法不可取。

温馨小贴士

失眠者切莫饮酒助眠，应积极寻找病因，以求正确的治疗方案。健康人群在夜间入睡前，也切莫在餐桌上贪杯好饮，否则同样也会损害健康。

起床后不要急于叠被子

很多人起床后第一件事就是立即把被子叠好，然后再去做其他事情。这看起来是一种好习惯，不过健康专家提醒，起床后立即叠被子是不符合健康要求的。

人在睡眠时会从呼吸道和全身皮肤的毛孔中排出许多种气体和汗液。据测定，人们每晚经呼吸和皮肤排出的水分达 400 毫升左右，从呼吸道排出的废气中含二氧化碳等物质达 150 余种。人体排出的水分和物质，大多数被覆盖在身上的被子吸收了。

如果起床后立即叠被子，就会使被子保持相对密闭的状态，皮肤排出的气体和代谢产物等就会继续停留在被子里，使被子遭受污染，晚上再盖时就会有损健康。特别对于一些有哮喘、皮炎和湿疹的人，不利于病情的控制，甚至还可能加重病情。

起床后立即叠被子，被子中的水分不易挥发，被子会不同程度受潮，容易滋生螨虫。据调查研究显示，即使是打扫得最清洁的家庭，其卧室床上的螨虫平均数量也不低于1500万只。它们依靠食用人体自然脱落的皮肤生存，并产生造成人体各种过敏的物质。如果被褥保持干爽，那么外面潮湿的空气中的水分就无法进入，导致各类螨虫最终干渴致死。

因此，日常起居中，铁路离退休职工要注意起床后不要立即叠被子。正确的做法为起床后先将被子平摊在床上，打开门窗通风，以利于被子中的水分和气体自然挥发，过10～20分钟后再将被子叠好。

温馨小贴士

被子要勤晒，阳光中的紫外线有强大的杀菌作用，在室外阳光照射和空气流通的共同作用下，这些有害的病毒、细菌在很短的时间内就会被杀灭。晒被子时不要用力拍打，选择在上午11点到中午2点，晒2～3个小时比较合适。

适当午睡能抗衰老

午睡是从古时候就流传下来的一种保健方法，它能使人的身体和大脑得到充分休息。午睡可以缓解疲劳、增强记忆力，有效缓解压力、舒缓心情，使人不易产生消极、抑郁的情绪，对于提高睡眠质量，预防失眠有很好的作用。

午睡可以降低人体紧张度，减少心脏的消耗和激素分泌，从而有利于保护心脏和控制血压。午睡能有效刺激体内的淋巴细胞，增强免疫细胞的活跃性，进而提高人体免疫力和抵抗力，加快人体新陈代谢，有利于预防疾病和瘦身减肥。

午睡还能预防冠心病。据医学专家研究发现，每天午睡30分钟，可使体内激素分泌更趋平衡，使冠心病发病率降低30%。有良好的午睡习惯有助于延年益寿。

不过，专家提醒，午睡有讲究，要注意方式方法，否则不仅起不到休息保健的功效，反而不利于身体健康。

不要饭后立即睡

刚吃了午饭，胃内充满了食物，消化机能处于运动状态，如这时午睡会影响胃肠道的消化，不利于食物的吸收，长期如此会引起胃病，同时也会影响午睡的质量。

注意睡的姿势

午睡时最好不要趴在桌子上，用胳膊当枕头。如果条件受限，可以拿个软且有一定高度的东西当枕头。并且可以将裤带放松，便于胃肠的蠕动，以利于消化。

时间不宜过长

午休的时间不宜过长，以15～30分钟为宜。人的睡眠分浅睡眠和深睡眠两个阶段，一般入睡超过30分钟后就进入深睡眠阶段。如果在深睡眠时段被迫醒来，就会感到全身不舒服而更加困倦。午睡时间太长也会影响晚上的正常睡眠，甚至导致失眠。

温馨小贴士

铁路离退休职工要注意，午睡后最好喝一杯水，以补充血容量，稀释血液黏稠度。醒后应缓慢站起来，防止脑部缺血、缺氧而导致头晕等症状。

居家环境与健康

经常开窗，保持空气流通

作为铁路离退休职工，我们大部分时间在室内度过，然而室内各种建筑材料、装修材料和室内家具中所含的挥发性有机物以及人们在室内活动产生的污染物都会造成空气污染。各种细菌、病毒、微尘粒子、有毒有害气体等，充斥着室内每一个角落。长期处于这样污浊的空气环境下，会使人尤其是老年人出现头晕目眩、胸闷心烦等症状，甚至严重损害健康，引发各种疾病。

经常开窗通风，可以保持室内空气流通，净化室内空气。据测定，在门窗紧闭、空气污浊的环境里，每立方米空气中所含的细菌数可高达数万个，开窗通风后细菌数就只剩下数千个了。

此外，经常开窗通风换气能增加室内空气中负离子的含量。空气负离子是地球上维持健康的重要物质，它可以调节中枢神经系统的兴奋和抑制过程，改善大脑皮层的功能，促进造血功能和肺的换气能力，提高人的免疫力。

因此，为了健康，日常生活中铁路离退休职工要经常开窗通风，不过，什么时间开窗、开多长时间是有讲究的。

开窗时间最好是上午 9:00 ~ 11:00 或下午 2:00 ~ 4:00。这两个时段气温已经升高，沉积在大气底层的有害气体已经散去，开窗换气效果较好。

一般说来，在室内外温度相差20℃的情况下，一个80立方米的房间彻底换气需要9分钟；如果室内外温度相差15℃，则开窗时间需要11分钟；如果温差无法准确掌握，则开窗30分钟就足够了。

温馨小贴士

阴天不宜开窗。在气压很低的阴天，由地面返上来的逆温长时间不消散，污染物也就难于消散，甚至发生光化学烟雾，所以这时就不宜再开窗。

适宜的温湿度很重要

调查研究显示，适宜的温度和湿度对居室环境起着重要的作用，它直接影响人的健康状况。温度与湿度过高或者过低，都不利于人体健康。

一般来说，人体在室内感觉最舒适的温度是15℃~18℃。如果室内空气不流通或者相对湿度小于35%，且室温超过25℃时，人体就开始从外界吸收热量，就会有热的感觉。若气温超过35℃，人体的汗腺就开始启动，通过微微出汗散发体内热量，这时人会感到心跳加快、血液循环加速、头昏脑涨，全身不适和疲劳，有昏昏欲睡的感觉，而且酷热难熬。

相反，当气温低于4℃，人体会感到寒冷。当室温在8℃~18℃时，人体就会向外散热，加上室内微风吹拂流通，室内相对湿度在40% ~60%之间，就会感到身体舒适。

湿度对人体的影响在室内舒适温度范围内不太明显。仅仅从相对湿度来讲，人体最适宜的空气相对湿度是40% ~50%，因为在这个湿度范围内空气中的细菌寿命最短，人体皮肤会感到舒适，呼吸均匀正常。根据气象专家统计，当相对湿度达30%时，中暑的气温是38℃，当相对湿度达80%且气温为31℃时，体质较弱的人有时也会中暑。

温馨小贴士

对于老年人和高血压患者而言，室内外温差不能过大。因为室内温度过高，人体血管舒张，这时要是突然到了室外，血管猛然收缩，会使他们大脑血液循环发生障碍，极易诱发中风。

居家养花草也有讲究

现在很多人在自家阳台、室内种植花草，一来可以美化环境，二来可以净化空气，创造良好的居家环境。有关专家提醒，室内养花草虽有好处，但养什么花草、花草怎么摆放等，有很多讲究。

适合室内种植的花草

芦荟能吸收1立方米空气中所含的90%的甲醛，并吸收一些吸尘器难以吸到的悬浮颗粒，是净化室内空气的“高手”。绿萝不仅能吸收空气中的三氯乙烯、甲醛等有害气体，还能在新陈代谢中将甲醛转化成糖或氨基酸等物质。常春藤四季常青，可以除甲醛，能分解两种有害物质，即存在于地毯、绝缘材料、胶合板中的甲醛和隐匿于壁纸中对肾脏有害的二甲苯。虎尾兰是一种高效净化空气的植物，能有效改善室内环境。

此外，吊兰、龟背竹、万年青、君子兰、天竺葵等花草也很适合在居室内种植。

室内花草不宜过多

室内养花种草不宜过多，因为白天花卉在进行光合作用时释放出氧气和吸收二氧化碳。而当光照不足或晚上的时候，花卉主要是吸入氧气，释放二氧化碳。如果室内植物过多，就会增加空气中二氧化碳的浓度，加上室内空气不流通，导致室内缺氧，长期如此就会对人体健康造成不同程度的影响，易使人出现胸闷、憋气、呼吸困难等不适。

花草摆放讲究多

客厅适宜放置常春藤、猪笼草、无花果和普通芦荟，这些植物不仅能杀灭从室外带回来的细菌，而且还可以吸纳连吸尘器都很难吸到的灰尘。卧室中适合摆放一些能吸收二氧化碳等废气的花草，如盆栽柑橘、迷迭香和斑马叶等。卫生间、浴室往往阴暗、潮湿，可以摆放能吸收空气中的水蒸汽的虎尾兰，以及喜欢潮湿的蕨类、椒草类植物。厨房可以摆放具有较强净化空气、驱赶蚊虫功效的吊兰和绿萝等，可以将它们摆放在冰箱上。

温馨小贴士

以下花草不适合在室内养。

◎兰花，其香气会引起失眠。

◎紫荆花，其花粉会诱发哮喘或使咳嗽症状加重。

◎含羞草，其体内含草碱，人体接触过多可能会引起脱发。

◎百合花，其香味会使人的中枢神经过度兴奋而引起失眠。

◎夜来香，其香气会使高血压和心脏病患者感到头晕目眩，郁闷不适。

◎夹竹桃，其分泌液会使人中毒，导致昏昏欲睡，智力下降。

◎郁金香，其花朵含有一种毒碱，接触过久，会加快毛发脱落。

装修要美观更要健康

居家装修是为房屋的美观而装？还是为健康而装？其实装修不仅要体现美观漂亮，更重要的是保证居住环境的舒适，有益身心健康。那么，怎样才能装修出一套既美观，又无毒、无污染的健康住房呢？

装修前的准备

在装修前最好选择正规装修公司，与装修公司一定要签订装修合同，包工包料的原材料要索取发票和相应的质检证明，合同中要求施工方竣工时提供加盖印章的室内环境检测报告。

选择环保的建材

装修材料尽量多样化，如木材、石材、玻璃或铁艺可以搭配使用，并且装修材料要环保，因为室内环境污染有相当一部分是由于装修过程中所使用的材料不当造成的。劣质装修材料会释放出甲醛、苯、二甲苯等挥发性有机物。

注意家具和橱柜的选择

要尽量选择无毒家具和橱柜。专家建议：首先可采用全木制的家具和橱柜，并把由传统方法生产的木制品放置几个月，以减轻室内空气中可挥发油漆的程度。一般来说，油漆中的可挥发物质消失得较快（通常在6个月内），而胶合板中的甲醛释放缓慢，常常需要几年。

尽量不用合成地毯

地面材料的选择应尽量少用地毯，最好不用合成地毯。因为新铺的合成地毯会释放出百余种不同的化学物质，这其中有些是可疑致癌物，还有些容易诱发基因突变。并且时间长了，成百万的微生物很容易在地毯的每一部分繁殖。如果要用地毯的话，最好选用羊毛或纯棉地毯，或者选用天然纤维的小块地毯。

选购质量优良的油漆和涂料

装修中的大多数涂饰产品像油漆、清漆、黏合剂都会释放出各种可挥发有机化合物，在选购时最好选择水溶性产品，并且颜色不要太鲜艳，越鲜艳的油漆和涂料中的重金属含量越高。

温馨小贴士

房屋在装修以后应及时安装空气净化装置和通风装置。起居室和卧室可选用净化效果好的空气净化器；浴室可安装排风扇。

5 招营造健康舒适的卧室

我们的一生有 1/3 的时间是在卧室中度过的。卧室布局的好坏、卧具的选择、环境的卫生等，很可能会影响到人体的健康。因此，营造一个健康舒适的卧室环境对铁路离退休职工来讲非常重要。

布局宽敞舒适

卧室的布局以宽敞舒适为宜，陈设应尽量简洁、舒适，避免拥挤杂乱，要留有一定的空间，减少压抑的感觉。应避免红和黑、黑和白、黄和黑等强烈对比的颜色，让人身心保持舒畅。

选择合适的卧具

选择卧具时，最好选择纯棉、纯毛、纯麻等质地柔软的卧具，肌肤接触到质感柔软的卧具会让人的疲劳感得到极好地释放。床的软硬度要适中，与人体脊椎紧密相贴，特别是颈部与腰部承托得宜，摆放合适。

不宜放太多电器

电视与电脑产生的辐射除了损害人体健康之外，还会影响人的睡眠。屏幕的光亮会抑制人体褪黑素的分泌，使人久久不能入睡。床头不要放置音响，手机充电器要与人脑保持至少 30cm 的距离。

窗帘不宜厚重

卧室内的窗帘不宜过于厚重，否则就会成为灰尘聚集的“绝佳”场所。对于不喜欢经常清洗窗帘的人来说，坚固美观的百叶窗是不错的选择。

保持卧室卫生

每星期至少对卧室进行一次常规打扫，以便清除灰尘，最好不要使用有化学成分的喷雾剂、除菌剂之类的清洁剂清理卧室。床上用品也需要定期清洗，每 1 ~ 2 星期至少在室外晾晒 1 次，每 3 ~ 4 星期清洗更换 1 次。

温馨小贴士

床垫的使用寿命一般为 8 年左右，床垫的弹簧如果失去弹性，就无法为身体提供良好的支撑，人躺在上面，会改变正常的脊柱弧度，并且人体受压部位还容易变形，易加快肌肉劳损和使脊柱骨骼老化增生。

警惕厨房里的健康隐患

厨房与我们的健康息息相关，然而在日常生活中，大部分人注重的是厨房的设计、布局及使用的便捷，而忽视了厨房里的种种健康隐患。

厨房油烟

炒菜时会产生很多油烟，而油烟含多种有害物质，会刺激呼吸道，引起呛咳、咽痒发痛，长期吸入油烟可引起感冒、鼻炎、咽喉炎、气管炎、哮喘等呼吸系统疾病，并且厨房油烟也是诱发肺癌的一大因素。

专家建议：厨房要有良好的通风换气装置，可安装一台性能良好的抽油烟机。炒菜时油温不要太高，不要使用含杂质的劣质油。可改变烹调方式，多炖煮少煎烤，以减少油烟的产生。

厨具收存

（1）案板、刀具。案板表面容易残留生鲜食物的残渣，如果不彻底清洗干净，存放位置又通风不良，很容易滋生细菌。很多人喜欢把菜刀放在不通风的抽屉和刀架里，这种做法也容易导致细菌的滋生。

专家建议：可以在厨房合适的位置安装一根结实的横杆，并在横杆上装上挂钩，把案板挂在上面。放置刀具时，应该选择透气性良好的刀架。

（2）汤勺锅铲。长柄汤勺、漏勺、锅铲等都是做菜熬汤时的好帮手，但很多人习惯把这些用具放到抽屉里，或放在锅和炒勺里，并盖上盖子，这同样不利于保持干燥。

专家建议：最好的方法是把清洗好的汤勺锅铲挂起来。

（3）碗碟。很多人习惯把洗过的碗和碟子摞在一起放在橱柜里，殊不知，刚洗过的碗碟朝上叠放在一起很容易积水，加上橱柜密闭、不通风，自然会滋生细菌。

专家建议：可以在洗碗池旁边放置一个碗碟架，清洗完毕，顺手把碟子竖放、把碗倒扣在架子上，这样既省事又卫生。

(4) 勺和筷子。大多数人习惯把洗好的勺子和筷子放到塑料筷筒里，而筷筒有很多小的网格，容易积垢，且不易清洗，因此这种做法不可取。

专家建议：可以选择不锈钢丝做成的、透气性良好的筷筒，并把它钉在墙上或放在通风处，这样能很快把水沥干。

抹布清洁

擦拭餐桌和台面用的抹布通常十分油腻，难以清洗得很干净。很多人都是随手把抹布放在水池边或操作台上，也有的人将抹布挂在厨房墙上，这样做为细菌繁殖创造了条件。

专家建议：抹布不管是钢丝、海绵，还是无纺布，都要定期用开水消毒；抹布一般放在通风干燥的地方为宜。

温馨小贴士

垃圾桶设置越多，家里的污染源就越多。所以，厨房里的垃圾桶没有必要太多太大，大小适中的一个垃圾桶即可。

浴室也要保持清洁卫生

浴室是相当私人化的居室。它带给你清洁、温馨，也关乎你的健康。沐浴可以洗去皮肤表面的污垢、各种分泌物和皮屑，有助于改善皮肤血液循环。但如果浴室不干净，沐浴时则极易受到细菌的感染，会影响人体健康。那么，怎样才能打造一个舒适优雅又健康的浴室呢？

浴缸和盥洗盆

这两个地方容易残留皂垢，因此，可以在上面喷一些浴室专用的清洁剂，再用抹布擦洗一遍，就能恢复原有的光泽度。

浴帘

卫生间阴冷潮湿，水汽十足，浴帘最容易吸收其中的水分而致霉。所以，浴帘应经常清洗晾晒，甚至更换。

喷头

淋浴喷头使用时间长了会出水不畅，这通常由水垢积聚所致。可以将喷头拆下，在食醋中浸泡两小时，取出后，用牙刷刷掉软化的水垢就可以了。

毛巾

毛巾，无论是面巾，还是浴巾、手巾，都经常与皮肤接触，用后又比较潮湿，最容易滋生病菌。所以要经常清洗、消毒，然后在充足的阳光下晾晒。

瓷砖

由于浴室的湿气较重，瓷砖间的细缝就容易成为细菌滋生的温床，平时要注意在上面喷一些去霉剂，不必费力刷洗，就可以达到去霉、除垢和杀菌的功效。

角落

如果你不想在浴室内见到斑斑点点的青黑色霉菌，最好的办法是每星期用稀释后的乙醇喷洒一遍浴室。这样你就可以轻松防霉了。

温馨小贴士

浴室容易产生异味，可以将干花插入广口瓶中放在浴室，每隔一段时间滴几滴香水；或将鲜柠檬切成片，干燥后放入器皿中置于浴室内，防霉除异味。

小小马桶不容忽视

上厕所时坐马桶已成为很多人的习惯，对于患有心脑血管疾病，特别是高血压或便秘的铁路离退休职工来说，使用马桶可以减少发病危险。但需要注意的是，如果不做好卫生、清洁工作，马桶很可能会成为疾病之源。

在美国公布的一项最新研究报告显示，32% 的马桶上有痢疾杆菌，其中宋内志贺菌在马桶圈上存活的时间长达 17 天。另一份实验报告也指出，将 1 亿个脊髓灰质炎病毒投入马桶内，座圈上的病毒竟有 3000 个。

那么，平时铁路离退休职工应该如何清洁马桶，以减少患病的概率呢？

马桶内的残留物及时清洗

马桶容易沾染尿渍、粪便等污染物，冲水后如果发现仍留有残迹，一定要及时用马桶刷清除干净，否则容易形成黄斑污渍，也会滋生真菌和细菌。除了管道口附近，马桶出水口处和底座外侧都是藏污纳垢的地方，要注意清洁。

不要使用绒布垫圈

最好不要使用绒布垫圈，因为这样更容易吸附、滞留污染物，使传播疾病的可能性更大。如果一定要使用，应定期进行清洗和消毒。

冲水时盖上马桶盖

要养成冲水时盖上马桶盖的习惯。因为如果冲水时开着马桶盖，马桶内的瞬间气旋容易将马桶内的病菌或微生物带到空气中，它们在空气中滞留的时间可长达几小时，容易污染卫生间的墙壁和物品，更容易吸附在马桶圈上。

马桶边尽量不设废纸篓

很多人会在马桶边设一个废纸篓存放使用过的厕纸，但这样会造成细菌随空气散播，因为很少有人能做到随时清理，至少都会存放一两天，而时间越长，滋生的细菌就越多。应该将厕纸丢进马桶内冲走，只要不是太厚、太韧，厕纸一般都能在水中很快变软，所以不用担心堵塞。

温馨小贴士

别让马桶刷成为污染源，每次使用完马桶刷后，冲洗干净，然后把水沥干，喷洒上消毒液，或者定期用消毒液浸泡。不用的时候，最好能将马桶刷挂起来，不要随便放在潮湿的角落，并且注意通风。

家电使用与健康

不要让饮水机威胁健康

现在饮水机成为很多家庭的必备品，可是饮水机使用不当也会给健康带来威胁。

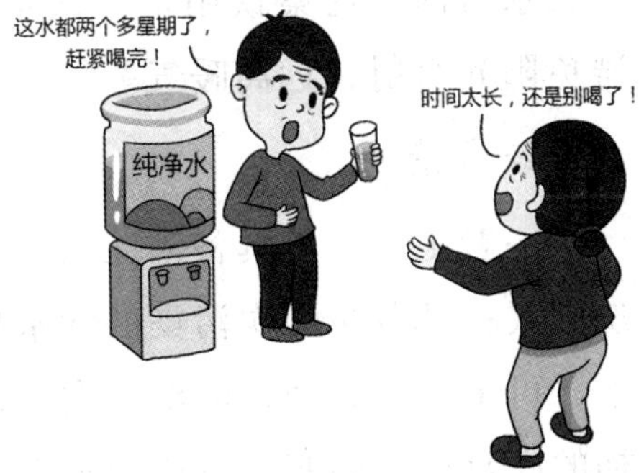
这水都两个多星期了，
赶紧喝完！
纯净水
时间太长，还是别喝了！

饮水机的加热温度一般为85℃ ~95℃，没有达到沸腾的程度。长期加热会对水的活性产生影响，因此加热时间越长，水的活性越差，俗称“老化水”。长期喝这样的水，不利于身体健康。

正在使用的饮水机，如果不注意清洗消毒就会生成残渣，从而滋生大量细菌，其中常见的细菌有大肠杆菌、金黄色葡萄球菌和厌氧菌。这些物质一旦进入人体，就很可能会引起消化系统病变，轻者腹痛腹泻，重者损害胃肠健康，甚至引发胃部疾病。

使用饮水机最大的健康隐患是水质的二次污染。每款饮水机都有五个与外界相通的部分，即两个龙头、进水口、空气口和排污口。空气中的粉尘携带的大量微生物随着空气进入饮水机，特别是空气口、排水口容易形成死角，微生物在此大量繁殖，污染桶装水。

由此可见，我们家用的饮水机原来有这么大的健康隐患，那怎么办呢？是不是应该拒绝使用饮水机呢？其实，铁路离退休职工只要做好以下几点，就可以放心地使用饮水机了。

放置在清洁的地方

饮水机应该放在居室里最清洁的地方，如客厅某个角落或书房里，以防灰尘及二氧化硫、氮氧化物等有毒气体随空气进入饮水机内，污染饮用水。饮水机应放在通风处，防止潮湿，避免阳光直射，远离暖气。

经常清洗

一般来说，不具备防二次污染的饮水机，应 2 ~ 3 个月清洗一次；具备防二次污染的饮水机，在定期更换过滤芯的情况下，可 1 年左右消毒清洗一次。清洗时特别要清洗出水口和水桶的底盘以及内胆，可用消毒液进行清洗。对付水垢可选择酸性洗涤剂，此外还可用浓柠檬水清洗。

关掉电源

饮水机在长时间不用时应关掉电源，这样做除了省电之外，还能避免水活性的丧失。

尽快饮完

饮水机里的水开封后要尽快饮用完，特别是夏天，最好一周内用完。

选好桶装水

喝纯净水不但要选好品牌，在使用过程中更要讲究卫生。已开封的桶装水放置超过 15 天最好不要再饮用，因为长久暴露也会导致杂质、细菌丛生。

温馨小贴士

饮水机消毒完后，可能会残留一些消毒液，这时不要马上饮水。应该先放一杯水，闻闻有没有异味，如果有，还要再放水，直到闻不到异味为止。

不要忽视洗衣机里的真菌

洗衣机是我们经常要用到的家用电器之一，它给我们带来了便捷，同时也可能成为致病源。

相关资料显示，经常使用的洗衣机几乎都能检测到真菌。这是为什么呢？原来，真菌的生长条件一般在0℃～45℃，而洗衣机内水的温度一般在20℃左右，这一温度恰好是适宜真菌生长的温度；加之洗衣粉里有蛋白酶，为微生物滋生提供了适当营养。

真菌很容易引起皮肤疾病，如手癣、脚癣、指甲癣等。如果身体上有伤口，哪怕是非常微小的伤口，真菌也可能通过它进入到我们的体内，造成更大的伤害。

此外，洗衣机也容易藏污纳垢。在洗衣服的过程中，洗涤水在洗衣机槽和内筒之间流动，长时间下来，易积累大量的污垢，并成为滋生细菌的温床。洗衣槽内的细菌容易导致衣物的二次污染，穿着带有细菌的衣物，容易引发各种皮肤病。

那么，怎样才能有效防止洗衣机里真菌的滋生呢？

保证清洁和干燥

洗完衣服之后千万不要盖盖，顶部开门的洗衣机要用干抹布将里面的水擦干，侧开门的洗衣机要把镶嵌在门口的垫圈中的水擦干。

彻底清洁洗衣机

要定时清洁洗衣机。真菌对温度很敏感，在35℃的水中生存率已很低，在45℃的水中真菌几乎为零。因此，每隔两三个月，用洗澡水兑上含氧漂白剂将洗衣机内桶浸泡一个晚上或者用45℃的热水清洗均可有效杀灭真菌。

养成正确的洗衣习惯

衣服洗好后应立刻晾晒，绝不能闷在洗衣桶里。平时脱下来的脏衣服也不能堆在洗衣机里，最好马上进行清洗。

温馨小贴士

洗衣机摆放位置不正确、使用不规范是导致细菌超标的主因。有的人习惯用完洗衣机就用布罩起来，殊不知，这给微生物繁殖创造了条件。

别把冰箱当成“保险箱”

现在冰箱进入了千家万户，成为家庭成员最热衷于使用的家电之一。冰箱有利也有弊，在方便我们生活的同时也带来了一系列的健康隐患。

现实生活中，很多人把冰箱当成了食品的“保险箱”，不管生食熟食，也不管是蔬菜还是肉类，只要往冰箱里一扔，就觉得万事大吉了。其实，这样对健康是很不利的。

冰箱因长期存放食品又不经常清洗会滋生许多细菌。冰箱冷藏食物一般在4℃至8℃，这种温度会减慢绝大多数细菌的生长速度。但有些细菌如耶尔森菌、李斯特菌等在这种温度下反而能迅速增长繁殖，如果食用感染了这类细菌的食品，就会引起肠道疾病。

冰箱还是窃取食物营养的“黑手”，特别是那些富含维生素的蔬果菜肴。研究证实，黄瓜在4℃的冰箱中储存24小时，其维生素C的含量下降30%。新鲜的面包、香蕉与荔枝，放冰箱储存后往往颜色尽失、美味不再，有时还会吸附一些异味。

另外，蔬菜中原本含有硝酸盐，在硝酸还原酶的作用下会形成亚硝酸盐，这种物质具有毒性，可导致机体缺氧。冰箱中的熟菜也是亚硝酸盐的制造者，人吃过的剩菜受到细菌和唾液中酶的污染，亚硝酸盐形成的速度更快。

因此，在生活中，铁路离退休职工要正确使用冰箱，减少其对健康的威胁。

清洗消毒

真菌耐冷，可长期在冰箱里生长和繁殖，危害人体健康。所以，在使用冰箱时一定要采取一些清洗、消毒措施，或在排气口和冰箱内放置些大蒜，也能起到一定效果。

分类存放

生熟食物要分开存放，最好用保鲜膜包好，避免食物的交叉污染，这样做还能防止食物因水分蒸发而出现干缩现象。定期检查冰箱中食物的质量，发现有变质迹象要马上拿走。

食品晾凉再放入冰箱

尽量不要把热饭、热水直接放入冰箱，应冷却至室温后再放进冰箱。如果把热的食物直接放入冰箱就会提高冰箱内的温度，增加耗电量，而且导致食物的热气在冰箱内结霜沉积。

熟食加热再食用

冰箱中取出的熟食必须回锅，冰箱内的温度只能抑制微生物的繁殖，而不能彻底杀灭它们。如食前不彻底加热，食后就有可能致病。

彻底解冻

冰冻的鱼、禽在烹调前应彻底化冻，再充分加热煮透。从冰箱里取食冷冻的鱼、禽等荤食时，最好用多少拿多少，经化冻的肉类和鱼等不宜再次放置冰箱中保存，因为化冻过程中食物可能会受污染，微生物会迅速繁殖。

温馨小贴士

食物存放太多把冷冻室或冷藏室塞得满满的，进而把冰箱后壁的进风口或出风口堵住，会影响制冷效果，造成食物变质。

微波炉中也暗藏着“杀手”

微波炉省时省力，没有用火，也没有烟，加热的速度却特别快，而且灭菌能力很强，已经成为厨房不可或缺的工具。殊不知，微波炉使用不当也会给健康带来隐患。

微波炉本身有很强的辐射性，其穿透能力很强，对人体皮肤有很强的穿透能力，使皮肤深层组织温度升高。由于深层组织散热较慢，皮肤虽未感到疼痛，但深层组织已经受到损害了。

若人体经常受到微波的辐射，可能会损害健康，容易出现头痛、乏力、失眠、健忘、多汗、脱发、情绪异常等现象。因此，使用微波炉时，最好与其保持一定距离。另外，食物经微波炉加热后，会造成食物中矿物质、维生素及营养的大量流失。

那么，铁路离退休职工应该怎样正确使用微波炉呢？

放置有要求

微波炉要放在通风的地方，保持干燥的状态。不要将微波炉与有磁场的收音机、电视机等安放在一起或距离太近，否则将影响炉膛内磁场的分布，造成微波炉功效降低。

不宜超时加热

加热时间过长，很有可能会引起食物中毒。加热油炸食物会引起油的飞溅，易发生火灾，极不安全。

不能使用金属器皿

放入炉内的铁、铝、搪瓷等器皿，微波炉在加热时会与之产生电火花并反射微波，既损伤炉体又做不熟食物。

保持清洁卫生

加热时要防止汤汁、油污等污染炉灶内膛而影响烹调效果，每次使用后都要用软布将炉灶内外擦洗干净，保持清洁。

温馨小贴士

使用微波炉加热时，可以稍微盖上盖子，以免水分流失。微波炉加热食物的过程中，不可将微波炉的门打开，以防微波外泄而损害人体健康。

科学使用空调减少"空调病"

如今，不论冬天还是夏天，空调已经成为人们的首选"装备"。炎热的夏季，走进空调房，顿时觉得神清气爽；寒冷的冬季，走进空调房，会让你体会到温暖如春的感觉。但是要知道，空调给我们带来了舒适和方便的同时，也会带来"空调病"。

所谓的"空调病"，是一种内分泌综合征，主要表现为头昏、头疼、鼻塞、喉干、注意力不集中、心悸、血压升高和易感冒等。在使用空调的过程中，室内空气在通过空调系统的风道、过滤器时，会使负离子浓度大为降低，吸入这种空气多了，可使人体正常生理平衡失调，从而导致"空调病"的发生。

另外，空调房密闭性强、空气流动性差、长时间不通风、阳光不足，使房间的湿度和温度条件变成滋生细菌的温床，导致真菌、细菌、病毒等各种微生物大量繁衍寄生在寝具、窗帘、家具上。在这样的环境中，人们容易感染细菌，引发疾病。

因此，在日常生活中，铁路离退休职工要科学合理地使用空调。

经常通风

预防“空调病”要经常开窗换气，最好在开空调1～2小时后关掉空调，然后打开窗户，利用自然风调节室内温度。

温度不要过低

空调温度不要调得过低，以免拉大室内外温差，使人感冒。室温最好定在25℃～27℃之间，室内外温差不要超过7℃。

不要直接对人吹

不要将空调吹风口对着人吹，特别需要注意的是别因为热就到空调下直吹。因为直吹会使人体表面的毛孔强烈收缩，不能正常排汗，从而引起内分泌紊乱，患上“空调病”。

定时清洁过滤器

定期清洗和消毒空调上的过滤器，以防病原微生物在过滤器上繁殖生长，给人体带来危害，建议每半个月清洗一次。

温馨小贴士

夏天进入有空调的房间后，不要急于打开空调，首先要用毛巾擦干身上的汗水，然后将空调调到适宜的温度。

加湿器使用不当会致病

生活中，如果室内环境过于干燥，就会使呼吸系统黏膜长期处于干燥状态，容易引起呼吸道感染、咳嗽、发烧等，特别是在干燥寒冷的冬季。于是，加湿器成为人们调节空气湿度的首选。

加湿器可以使空气湿度增加，并且净化空气，减少空气中的悬浮颗粒物，营造一个好的环境，在提高人体免疫力、帮助人体保护自身不受外界病菌的侵犯方面起到重要作用。但是加湿器如果使用不当，也会危害人体健康。

加湿器的水箱是个藏污纳垢的地方，很容易滋生细菌；空气中的灰尘也会进入水箱中，形成细菌膜。清洁不彻底，细菌会随着加湿器的喷雾来到空气中，造成“二次污染”。此外，把自来水直接倒入加湿器的水箱中，水中的有害成分和氯气、钙、镁等物质也会随着加湿器的喷雾挥发到室内空气中，很容易引起呼吸系统疾病。

那么，怎样使用加湿器才能保证健康和安全呢？

经常清洗

加湿器在使用一段时间后应进行一次清洗，清洗时用软毛刷轻轻刷洗外表，水槽和传感器用软布擦拭，水箱装水后晃动几次倒掉即可。超声波加湿器最好用专用的加湿器清洗液或白醋定期进行清洗，使用的水要在40℃以下，不可加入其他种类的化学药品。

不宜灌注自来水

注入加湿器中的水最好是蒸馏水或凉白开水，因为经过处理后，水中所含杂质较少，人体不会因为吸入杂质而引起呼吸道不适。

不要放入芳香剂

在水中加入芳香剂易引发呼吸系统疾病，特别对那些有呼吸道过敏史的人刺激很大。

安放位置要适当

加湿器安放的位置要注意，超声波加湿器开启时会喷出冷雾，使用时应避免离人体过近，以防着凉感冒。电加热型加湿器释放的是热蒸汽，要防止烫伤。

温馨小贴士

如果长时间不用加湿器，应把水箱中的水倒干，清洗擦干加湿器的各部分后再把加湿器收纳起来。另外，加湿器最好摆放在与所有家电、家具距离1米左右的地方，以防受潮。

使用电热毯要科学谨慎

冬天，很多家庭喜欢用电热毯来取暖，尤其是在南方。与传统的御寒用品相比，电热毯有着使用方便、升温较快、温度可调等特点，但不容忽视的是，长期睡电热毯会对人体健康造成损害。

电热毯的电磁辐射对人体健康影响广泛，能引起神经、生殖、心血管系统、免疫功能及视力等方面的改变。其主要症状是头痛、头晕、记忆力减退、注意力不集中、抑郁、烦躁、女性月经紊乱、皮肤老化、呼吸困难、腰背酸痛等。经常接触电磁辐射会增加患白血病的概率。

此外，使用电热毯升温，被窝内的湿度也会下降。高温低湿容易使人干燥上火或带来其他危害。凡患有气管炎、支气管炎、肺气肿和哮喘病者，若经常使用电热毯，易引起咽干喉痛、声音嘶哑、咳嗽不止，从而加重病情。

所以，生活中使用电热毯必须讲究科学方法，注意安全问题，以防对健康不利。

睡前加热

电热毯睡前通电加热，在快入睡时关掉电源。一般在睡觉前 10 分钟接通电源，当被褥预热之后关闭电源。

补充水分

晚上睡觉前喝杯水，或夜间、早晨起床后适时补充水分，以防脱水。

避免直接接触皮肤

使用电热毯时，下层应垫上棉絮，上面再铺一床棉毯和床单，最好不要直接与皮肤接触。

检查是否漏电

第一次使用电热毯或者长期搁置后再次使用的时候，要先通电 1 小时，检查是否有漏电现象，电热毯发热是否均匀。

温馨小贴士

电热毯禁用水洗，如出现断丝、短路不热的情况，应到维修点请专业人员修复，切不可随意自行拆修，以防发生危险。

小心电视瓦解你的健康

日常生活中，电视是家庭必备电器。事实上，喜欢看电视的人很多，但了解看电视时健康保健知识的人却很少。专家提醒，看电视时不良的生活习惯会影响人体健康，甚至导致某些疾病。

有的人在看电视时，会随节目中的情节产生情绪波动，尤其是老年人，容易出现头晕、心悸、血压升高的症状，从而诱发心绞痛、心肌梗死和脑血管意外等急症。长时间看电视，眼部肌肉长时间处于紧张收缩状态，容易引起近视、夜盲症、青光眼，甚至造成视网膜萎缩，导致视力明显下降。

看电视姿势不良，躺在床上斜着颈，或半靠床头，屈颈弯背，或背靠沙发伸颈仰头等，久而久之使颈部经常维持过伸或过屈的姿势，易引起颈部软组织劳损或患颈椎病。看电视时长期处于坐位，容易引起下肢麻木、酸胀、水肿、疼痛，甚至引起下肢肌肉痉挛，老年人尤甚。

所以铁路离退休职工要注意少看电视，即使看电视也要健康地看。为此，健康专家提出以下几点建议。

适宜的距离

注意选择合适的收看距离和高度。最佳收看距离约为电视机屏幕高度的 5 ~ 7 倍。电视机摆放的高度，通常是人以坐姿看电视时，眼睛与荧光屏之间的视线呈水平状态为最佳。

选择最佳亮度

收看电视的室内亮度应为电视图像最大亮度的 1/10 ~ 1/20。因此，看电视时，应在电视机背后或旁边设置一盏低度的灯，用以改善环境的综合亮度，使眼睛看电视时感到舒适，不易疲劳。

避免长时间看电视

如果看电视时间较长，中间要稍作休息，缓解眼睛的疲劳，并注意活动全身。每天看电视的时间以不超过 3 小时为宜。看电视时间较长的人，尤其要注意锻炼身体，防止久坐少动引起肥胖症。

避免看太刺激的画面

铁路离退休职工要避免看迅速变幻、色彩斑斓、过于强烈地刺激神经的画面，尤其是年龄较大、视力较差、神经比较敏感的人更要注意。要用平和、理智的心态看电视节目，防止电视节目对自身的情感刺激过于强烈而损伤身体。

温馨小贴士

不可用躺卧位收看电视，这样对眼睛伤害较大，能加速视力下降。观看位置最好偏离荧光屏的正中，呈 30°角，以免荧光屏强光刺激引起视疲劳。

穿着洗漱与健康

铁路离退休职工穿衣忌“三紧”

人到了一定年纪体力开始衰退，机体抵抗能力变弱，体温调节功能降低，皮肤汗腺萎缩，一般冬天怕冷、夏天惧热。因此，铁路离退休职工衣着服饰的选择，应以暖、轻、软、宽大、简单为原则，切忌穿着狭窄瘦小的衣服，尤其禁忌领口紧、腰口紧、袜口紧等“三紧”，以免影响身体健康。

忌领口紧

中老年人随着年龄的增长，心脏跳动的力量逐渐减弱，血管硬化失去弹性，心脏向脑部供血本来就很费力，如果再加上领口的束缚，心脏的负担就更重了。衣领过紧会压迫颈动脉窦，影响心脏向头颈部运送血液，使脑部发生供血不足，出现头痛、头晕、恶心、眼冒金花等现象，尤其是患有高血压、动脉硬化、冠心病、糖尿病的人，很容易发生晕倒和休克。

衣领过紧还会影响颈椎的正常活动，容易引发颈椎病，会使颈部血管受到压迫，使输送到大脑和眼部的营养物质减少，影响视力。

忌腰带紧

中老年人一般腰围较粗，过紧的腰口束缚着腰部的骨骼和肌肉，影响那里的血液流通与营养供应，腰椎局部长期缺血缺氧，易发生腰椎损伤、错位、骨质增生、下肢疼痛、麻木、水肿。另外，还把腹腔里的肠子束得紧紧的，使肠子不能通过蠕动来消化食物，时间一久会出现消化不良、食欲不振、便秘等现象。

忌袜口紧

袜口太紧容易导致静脉血液淤滞在脚踝附近，致使心脏负担加重，使心脏有营养的血液不能顺利往脚上流，也不能使脚上含废物的血液往心脏流，时间长了，便会引起脚胀、腿肿、脚凉、脚痛、腿脚麻木无力，使人从腿脚衰老到生命衰老的过程增快，长久下去可引发高血压。

温馨小贴士

铁路离退休职工的衣服要求宽大、轻软、合体，穿起来感觉舒适，同时衣服样式要简单、穿脱方便，不要穿套头衣服，纽扣多的衣服也不宜穿，宜穿对襟服装。

这样穿衣既健康又得体

如今爱美已不再是年轻人的专利，老年人也逐渐重视起自己的服饰打扮。不过专家提醒，穿衣不仅要注重漂亮得体，还要注重健康。那么，作为铁路离退休职工如何穿衣才既健康又美观得体呢？

面料以棉麻为主

铁路离退休职工在衣料的选择上应以棉、麻、丝织品为主，冬季选择保暖性好的衣服，夏季要选择吸湿性、散热性好的衣服，以利于防暑降温，散热排汗。尼龙、化纤既不透气，又会产生静电，极易引起痱子、湿疹，不适合铁路离退休职工穿。需要注意的是，内衣、内裤的面料要用天然织物，才有利于身体健康。

挑选适合的颜色

对于铁路离退休职工来说，衣服要选择适合自己的颜色，尽量避免灰、黑和蓝等，可以选择色彩亮丽的衣服，这对老年人的身心健康有利。心理学家认为老年人也要注意穿着，改善自己的形象，把自己装扮得年轻些，这样无论在生理上还是在心理上都会给自己带来好处。

重要部位要保暖

铁路离退休职工穿衣时要特别注意身体重要部位的保暖，上半身要注意背部和上臂的保暖，下半身要注意腰部和大腿的保暖。冬季不妨添加一件棉背心，戴顶帽子，这对防止受凉有很大帮助。

内衣内裤要讲究

铁路离退休职工内衣、内裤的选择也很重要，不宜穿化纤内衣，宜选择手感柔软、吸湿性强、全棉的内衣。内衣的颜色以浅色为佳，这样一旦沾上污渍，就能很容易被发现。内衣内裤不要过硬、过厚，在缝合处也不要有毛刺、线头，以免造成皮肤磨损，引发感染。

鞋子以厚平跟为宜

铁路离退休职工不宜穿高跟鞋，穿高跟鞋重心不稳会扭伤脚踝关节，甚至摔跤发生骨折。应以厚平跟、坡跟为宜，鞋面要柔软，羊皮、软牛皮、毛绒、布面都可以。鞋式不宜过窄，否则会引起鸡眼等脚病，影响行走。

温馨小贴士

有的人平时节俭惯了，再加上怀旧心理，对于那些穿了很多年的旧衣服总是不舍得丢掉。但是，为了健康着想，两年以上不曾穿过的衣服、鞋子、帽子等，最好丢掉。

清洗衣服不要“大杂烩”

一般家庭在洗衣服时，为了省事省时间，习惯把各种内外、大小衣服混在一起洗涤。实际上，这种“大杂烩”的洗衣方法是不科学的。研究表明，许多病原微生物和寄生虫卵的生命力很强，水洗不掉，也浸不死，它们在洗衣时可能互相传播。再者，洗衣机洗衣是一种机械性的均匀搅动过程，脏的衣服和不太脏的衣服混在一起洗，就不容易洗干净。混洗时浅色衣服可能被染色。有些深色衣服在洗涤时会掉色到白色或浅色衣服上，影响美观。因此，铁路离退休职工要注意平时洗衣服时，不管是手洗还是机洗忌“大杂烩”。

根据衣服脏的程度分开洗

比较脏的衣服应单独放在洗衣机内用清水浸泡 15 分钟，开机搅动 2 ~ 3 分钟，先除掉衣服上水溶性污垢的一部分油脂。排放污水后，再换清水加洗衣粉搅动。衣服的领子、袖口等比较脏的部位可涂些肥皂用手搓洗干净，然后再开机洗涤。

深浅色衣服分开洗

浅色衣服和深色衣服混合洗涤，浅色衣服会被褪色的深色衣服染色，浅色衣服上的纤维还容易黏附在深色衣服上，弄得深浅色衣服都不干净。

口罩手帕等单独洗

口罩、手帕、毛巾等物品宜单独在洗脸盆内搓洗。这样既可洗涤干净，又可防止与其他衣服混洗带来的交叉污染。

内外衣分开洗

外衣在与户外环境接触过程中会沾染各种细菌，其中不乏金黄色葡萄球菌、溶血性链球菌等致病菌。外衣沾脏东西的概率比内衣大，混在一起洗就会把这些脏东西沾到内衣尤其是内裤上。因此，把外衣和内衣分开洗，可以避免外衣附着的各种细菌沾染到内衣上。

袜子与衣服分开洗

袜子上容易黏附真菌，放在洗衣机内混洗会使其交叉污染而使人致病，应尽量使用洗下身的盆或洗脚盆使其与别的衣物分开洗。

温馨小贴士

家庭成员的衣服最好分开洗。尤其对于患有皮肤病、妇科病的家庭成员衣物要单独洗，以防疾病交叉感染。

新买的衣服洗干净再穿

很多人在买衣服时关心的只是衣服的颜色、质感、款式等，忽视了衣服的安全性。更有的人买了新衣服不清洗就穿，他们认为新衣服装在包装袋里应该很干净。事实上并非如此。

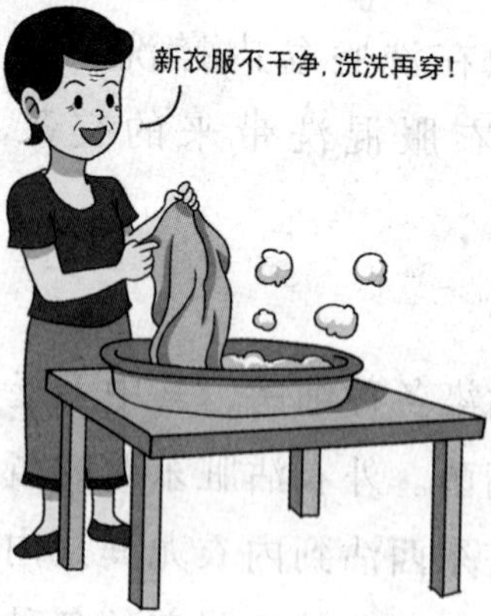

衣服在制作过程中为了美观，经常使用多种化学添加剂，如防缩，多采用甲醛树脂处理；增白，多采用荧光增白剂处理；防水，会添加硅胶树脂；挺括，一般做上浆处理；防出汗有异味，会使用杀菌剂……这些化学添加剂对人体的皮肤有刺激作用。

此外，衣服在储存过程中，为了防蛀、防霉，所放的防虫剂、消毒剂对人体皮肤也有刺激作用，尤其对于易过敏体质人群，刺激作用就更为明显。特别是一些劣质衣服，大都没有经过严格的质量把关，更是存在隐患，比如含有的化学元素超标，或违规添加甲醛，或产生褪色等。这样的衣服穿得时间长了，那些有毒化学成分就会通过呼吸器官和皮肤渗透到人体里，造成皮肤过敏，或者引起头痛、气喘等各种慢性病。

因此，铁路离退休职工要注意新买的衣服不要立即穿，一定要洗干净再穿。在穿新衣服之前，可以先用食盐水浸泡干净，这不仅能够简单地消毒杀菌，并具有一定的固色作用，能防止衣服褪色。尤其是贴身内衣、衬衫、秋裤等，最好多洗几次，最大限度地减少生产过程中的甲醛残留。

温馨小贴士

洗衣如果用热水，那么水温以30℃～40℃为宜。因为太烫的水会使布料受损。纯棉衣料对高温不敏感，但是绢、毛料尤其是合成纤维最忌高温，应使用低于60℃以下的温水洗涤。

铁路离退休职工洗澡谨记6件事

洗澡不仅能去污除垢、消除疲劳，还能舒筋活血，改善睡眠。洗澡也是一种运动，坚持经常洗澡是一个不能忽视的健身方法。但是，洗澡是大有讲究的，如不注意以下这些小常识，就会破坏人体平衡，对健康不利。

洗澡不宜过勤

经常洗澡对身体有益。但是，老年人忌洗澡过勤。这是因为老年人体力弱，皮肤的皮脂腺逐渐萎缩。如果勤于洗澡，皮肤就会变得干燥，容易脱屑，甚至会发生裂纹或引起瘙痒症。

洗澡时间不宜太长

无论春夏秋冬，洗澡时间均不宜过长。通常情况下，盆浴

20 分钟、淋浴 5 ~ 10 分钟即可。长时间在一个相对封闭的空间内洗澡，不仅消耗大量的体力，且由于浴室内氧气少，二氧化碳浓度高，还会增加能量消耗，新鲜空气不断减少，易晕倒。

洗澡水温不要太高

洗澡水的温度应与体温接近。若水温过高，会使全身表皮血管扩张，心脑血流量减少，容易发生缺氧。

酒后不应洗澡

乙醇会抑制肝脏活动，阻碍体内葡萄糖的恢复。而洗澡时人体内的葡萄糖消耗会增多。酒后洗澡，血糖得不到及时补充，容易头晕、眼花、全身无力，严重时还可能发生低血糖，甚至昏迷。

慢性病患者不宜单独洗澡

患高血压、冠心病、高血脂、颈椎病和糖尿病的铁路离退休职工，洗澡时容易发生意外，最好由专人陪护洗澡。另外，患冠心病、高血压的铁路离退休职工洗澡前最好先服药，以防发生意外。

洗澡要防受凉

冬天洗澡前要调整好浴室温度，以不穿衣服不感到冷为宜。同时，门窗要关闭，但不要关得太严。洗澡完毕后，要用干毛巾把全身擦干，尽快穿上衣服再出来，以防受凉，引起伤风感冒。

温馨小贴士

发烧时不应洗澡。当人的体温上升到38℃时，身体的热量消耗可增加20%，身体比较虚弱。此时洗澡容易发生意外。

经常泡脚防疾病身体好

俗话说，“百病从寒起，寒从脚下生”“老人要长寿，头凉脚热八分饱”。由此可见，如果铁路离退休职工平时注意脚部保温，经常泡脚，就能轻松做好足部保健，减少疾病的发生，从而健康长寿。

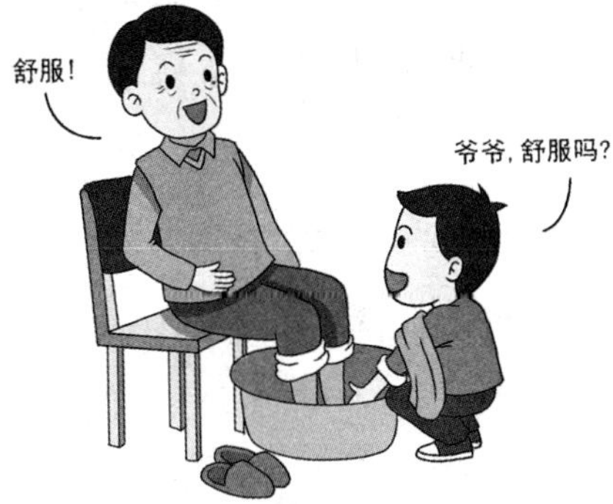

不过，泡脚也有很多学问，铁路离退休职工在泡脚的时候要注意以下几点。

脚盆的选择

泡脚盆最好是一个大且深的盆。如果选用中药来泡脚，最好用木盆或搪瓷盆，不要用铜盆等金属盆，因为此类盆中的化学成分不稳定，容易与中药发生反应，使药物的疗效大打折扣。

时间不要太长

泡脚要注意时间不能太长，一般20~30分钟就可以了。

泡脚时间太长，会使双脚的局部血液循环长时间过快，会造成身体其他部位相对缺血，人有可能因脑供血不足而昏厥。低血压、身体比较虚弱的人，每天泡 20 分钟就足够了。

水温要适宜

泡脚的水温不宜过热或过凉，一般在 38℃ ~43℃ 为宜。如果有条件，可以先将脚放入 38℃ 左右的水中，然后不断加入热水使水温达到 42℃ 左右即可保持水温，泡脚时水通常要没过脚踝。

糖尿病患者易出现神经病变，末梢神经不能正常感知外界温度，且这种神经病变非常隐蔽，患者往往难以察觉。神经病变后的糖尿病患者试不出水温，极易被烫伤。而且泡脚的水温过高，也易引发足部感染，加速糖尿病病情的恶化。

泡脚后不宜立即睡觉

泡脚后最好不要马上睡觉，可以趁着双脚发热的时候揉揉脚底，及时穿好袜子保暖，待全身热度缓缓降低后再入睡。

饭后不宜立即泡脚

吃完饭后，人体内大部分血液都流向消化道，如果饭后立即用热水泡脚，就会使得本该流向消化系统的血液转而流向下肢，时间一久就会影响消化吸收造成消化不良和营养缺乏症。所以，最好吃完饭过 1 小时后再泡脚。

温馨小贴士

尽量避免用碱性强的肥皂洗手脚，以免去脂过多，使皮肤干裂。平时洗完脚要用毛巾擦干，然后涂抹温和、无刺激的润肤霜。

不可不知的牙膏使用误区

牙膏是日常清洁口腔的重要工具。合理使用牙膏，不仅可以有效清洁和抛光牙面、去除软垢和菌斑，而且可以预防龋齿、牙石、牙龈炎和牙齿过敏等各种口腔疾病。如在使用时陷入误区，不仅难以达到清洁除菌的目的，还会对牙齿带来不良影响。

那么，铁路离退休职工在使用牙膏时要避免哪些误区呢？

长期使用同一种牙膏

牙膏分为普通型和药物型两大类。一般药物型牙膏既有普通型牙膏的机械性摩擦、去污、清除部分口臭的作用，还能抑制口腔内多种致病菌和非致病菌的生长。长期使用普通型牙膏，不利于口腔杀菌；长期使用药物型牙膏，也会抑制部分非致病菌，打乱口腔内细菌的生态平衡，导致菌群失调。因此，专家强调，不可长期使用同一种牙膏。

过度使用美白牙膏

美白牙膏说到底还是保持口腔清洁，其美白功效是因为添加了特殊的摩擦剂或过氧化物，但只对抽烟、喝咖啡等引起的轻度牙齿变色有用。

若长期使用美白牙膏，特别是通过颗粒摩擦的牙膏，往往会破坏牙齿表面的牙釉质，使牙齿表面变得粗糙，牙渍更容易沉积在牙齿表面。牙膏中的过氧化物的主要成分是过氧化氢（双氧水），尽管其浓度较低，但仍有可能对一部分敏感人群的口腔造成一定的刺激，如发酸、怕凉、肿胀等。

过量摄入牙膏残液

如果刷牙后漱口不彻底，就会摄入牙膏残液，引起局部性胃肠炎，严重者会导致克罗恩病。该病的主要症状是腹痛、腹泻、腹部有肿块隆起，可伴有发热、营养障碍、关节炎等。因此，人们在刷牙时一定要彻底漱口，不要让牙膏残液进入人体。

温馨小贴士

要保持牙齿的长期洁净、美白，刷牙是行之有效的方法，一定要保证每天刷3次牙。此外，如果有喝咖啡、有色饮料、吸烟习惯的人，最好能及时用清水漱口，以减少色素的沉淀。

剔牙、挖耳，对健康不利

俗话说：“牙不剔不稀，耳不挖不聋。”这是有一定道理的。经常剔牙和挖耳对牙齿和耳朵有很多害处。

吃饭时，肉类及一些含纤维素多的蔬菜，很容易塞进牙缝引起不适和胀痛。这时用牙签将它们剔出来无可非议。因为不把这些塞进牙缝的东西剔出来，不仅不适感消除不了，而且塞在牙缝中的食物残渣容易腐败变质，如果发生细菌感染就会引起牙病。但是有的人养成了剔牙的习惯，饭后不管牙缝有没有食物嵌塞，总要剔它一遍，这就毫无必要了。

经常剔牙会损伤牙齿和牙床，容易使牙龈萎缩。牙根暴露，牙根之间的缝就会变大，食物残渣就越容易进去。牙龈很娇嫩，剔牙时可能损伤牙龈表面，细菌乘虚而入就会引起牙床发炎。牙齿表面包着一层牙釉，对牙本质起保护作用，但是牙根处的牙釉质很薄，经常剔牙就会使牙釉磨损，牙齿失去了保护层就会对冷、热、酸、甜敏感，引起牙痛。因此，不能养成剔牙的习惯，齿缝经常嵌塞食物要积极寻找原因，采取有效的防治措施。

耳朵的外耳道里常常分泌出一种像蜡一样的油脂腺，跟灰尘、皮屑等混在一起，医学上称为“耵聍”，也就是我们常说的“耳屎”。经常挖耳除去耳屎，会降低外耳道对病菌的抵抗力。因为耳屎具有保护外耳道皮肤和黏附异物的作用，也有一定的抑菌作用。挖耳把耳屎挖干净了，但也除去了一道防护屏障。

此外，外耳道的皮肤很薄，经常挖耳会引起外耳道皮肤损伤，甚至糜烂，易导致外耳道疖肿。挖耳不当可将耵聍块推入耳道深部，造成耵聍栓塞，并有可能损伤鼓膜，引起鼓膜穿孔，继发化脓性中耳炎等，带来许多麻烦。

因此，铁路离退休职工平时应尽量少挖耳。因为当人在咀嚼时，耳屎就从外耳道脱落了。如果有大块耳屎在外耳道内栓塞，需到医院由耳鼻喉科医生用器械取出。

温馨小贴士

食物塞进牙缝时，可用清水漱口，实在漱不出来，可以用牙刷刷，或者用手帕、毛巾按在食物塞住的部位轻轻擦拭，这样做比用牙签剔牙损伤小。

第四章

外出旅游：休闲、健康两不误

旅游是一项陶冶性情、锻炼身体、增长见识的娱乐与健身活动，有强心肺、减脂肪、壮筋骨、健肌肉的功效，可谓休闲、健康两不误。还等什么呢，铁路离退休职工不妨行动起来，来一场说走就走的旅行。

外出旅游，你准备好了吗

离退休后适当旅游好处多

旅游是一种有益身心的综合运动，不仅可以欣赏自然美景，又可以锻炼身体，更可以开阔眼界、愉悦心情，可谓一举多得。铁路职工离退休后空闲时间比较多，不妨约几个好友外出旅游。

陶冶情操

旅行于山清水秀、风景优美的境地，可使人心胸开阔，忘却一切烦恼与杂念。在欣赏大自然美景的同时，性情得以熏陶，思维、记忆、分析等大脑功能得以改善。

增长见识

饱览古今中外名胜古迹、风土人情、文化艺术、饮食习惯，能增长见识，开阔胸怀，开阔眼界，提高自己的文化和鉴赏水平。

呼吸新鲜空气

当投身深山密林、江河湖海、田园花草之中时，不禁耳目为之一新，还可以呼吸到新鲜空气。新鲜空气中的负氧离子含量较高。研究表明，负氧离子含量若小于 25 个/立方米，人就会出现头痛、恶心、晕眩、疲劳的症状；而含量若超过 1 万个/立方米，人就会因代谢活跃而心情舒畅、精力充沛、食欲增加；若超过 10 万个以上/立方米，就可用来治疗某些疾病。

强健体魄

旅游可涉足田野、登高远眺，还可平湖泛舟、江海漫游，这对旅游者来说，不仅游览了大自然的奇妙风景，同时也活动了身体关节，锻炼了旅行者的体魄，使人气血流通，利关节而养筋骨，畅神志而益五脏。

放松精神

置身于大自然，可以使久处闹市的人远离喧嚣、忘却烦恼、放松精神、消除疲劳。

增进交往

旅游结伴而行，相互照应，能交流感情，增进友谊，并且在旅行途中又可以结识新朋友，这都有助于消除铁路离退休职工在家中的孤独郁闷之感。

温馨小贴士

常年在城市里生活、压力大、身体处于“亚健康”状态的人，每年至少要保证有一次外出旅游的机会。这既能使身体得到休息和放松，又能调节紧张、烦躁的情绪，对身心健康有很大益处。

外出旅游，计划先行

铁路离退休职工外出旅游，首先要制定一份旅行计划，这是非常有必要的。一份好的旅游计划，既能节省大量时间，又能提高旅游质量，使旅途更加顺畅。那么，旅游计划包括哪些内容？如何来制定呢？

确定旅游时间

铁路离退休职工外出旅游最好避开旅游旺季和黄金周等高峰期，这样不仅可以避免拥挤产生的危险，而且淡季出游也能节省各种费用。此外，天气太冷或太热也不适宜外出旅行，以免发生冻伤、中暑等意外事件。一般来说，春季和秋季是铁路离退休职工旅游的好时节。

决定旅游目的地

铁路离退休职工外出旅游的目的地除了选择自己感兴趣、没去过的地方外，还要考虑到目的地的环境。一般来说，一年四季每个季节都有它的特色，每个景点都有它最适宜游览的季节，只需要找到适合这个季节出游的地方就可以了。

旅游前你要对目的地有所了解，可以上网查阅相关资料，包括交通、住宿、餐饮、旅游景点等，也可以向亲朋好友了解情况。

设计旅游线路

旅游路线是旅游过程中的主线，如制定得当，既省时，又能游览更多的地方。铁路离退休职工可以取出地图，将几个旅游景点以线连接，最好不要画成来去一条路的直线，可将各景点路线设计成弧线或其他图案，这样来回各有新路。

选择出游方式

现在旅游方式多种多样，有全自助、半自助和跟团游等，铁路离退休职工可根据自己的喜好和身体状况进行选择。

做好旅游预算

出门在外，交通、住宿、吃饭、游玩等处处都要花钱，因此，在旅游之前，铁路离退休职工要为自己的开支做个预算，对此次旅游的花费做到心中有数。

温馨小贴士

铁路离退休职工外出旅游，要根据身体的实际情况，把旅游计划拟定得客观一些，时间短一些，并且要尽量避免高山攀登、长途跋涉。

旅游前必备的小药箱

俗话说“不怕一万，就怕万一”。旅游是一个时段的活动，在不断变换的自然环境和生活环境中，很多情况难以预料，有个头疼脑热、小伤小病也是在所难免的。如果自己有些医学常识，又有应急所需的药品，对于处理和治疗旅游过程中的小伤、小病是十分便利的，关键时刻很可能化险为夷。

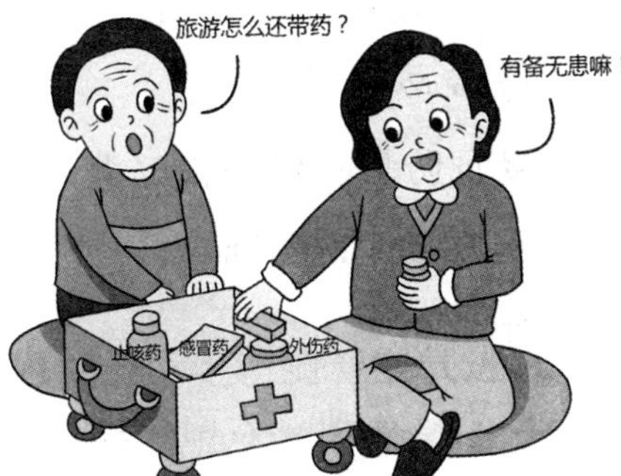

因此，铁路离退休职工旅游前不妨准备好小药箱，以下几

种常见药品是必备的。

抗病毒药物

如板蓝根、感冒清胶囊及感冒咳嗽药等。

解热、镇痛类药物

如阿司匹林、对乙酰氨基酚（扑热息痛）、去痛片等。

消化系统常用药

如胃舒平、痢特灵、三九胃泰、易蒙停胶囊、开塞露等。

呼吸系统常用药

如速效伤风胶囊、银翘解毒丸、咳必清、复方甘草片、维C银翘片、六神丸、牛黄解毒丸、草珊瑚含片、西瓜霜含片等。

抗过敏药物

如氯苯那敏（扑尔敏）、赛庚啶、阿司咪唑（息斯敏）等。

防暑防冻药

夏日防暑：藿香正气丸、仁丹、十滴水、风油精、清凉油等。冬季防冻：防冻膏。

外伤用药

如正红花油、云南白药、碘酒、创可贴等。

其他

眼药水、活络油、风湿止痛膏、晕车晕船药等。

温馨小贴士

旅游时携带药品应少而精，尽量不要携带水剂药品。更重要的是，应根据自己身体的特殊状况来准备药品。

旅游着装准备有讲究

不管是哪个季节的旅游，要完全体会旅游的乐趣，准备工作极为重要。而服装算是行李的主要组成部分了，服装要根据不同的季节、不同的地点以及个人喜好来准备。具体来说，铁路离退休职工出门旅行着装准备要注意以下几点。

衣服以实用为主

旅游穿的衣服要轻便、大方、舒适、易洗、时尚。带的衣服以实用为原则，容易起皱，比较娇贵的衣服最好别带。衣服不宜过于宽大或窄小，以免影响行走，给旅游带来不便。

颜色宜鲜艳多彩

为了在拍照时留下绚丽多彩的回忆，可选择颜色鲜艳、休闲时尚的服装。如果去海边游玩可以准备几套衣服，包括泳装、沙滩装和来回路上的衣服，可以带一条颜色鲜艳、图案漂亮的大浴巾。

另外，夏季外出旅游应穿白色、浅色或素色衣服，不宜穿黑色或蓝色的衣服，因为浅色系衣服吸热慢、散热快，穿着凉爽，不易中暑。

裤子要耐磨舒适

出门在外，裤子的耐磨程度和舒适度至关重要。一般出游时，运动裤、牛仔裤是不错的选择，但要注意不要穿很紧、裆很短的牛仔裤，这会给行动带来不便，穿得时间长了还会影响身体健康。

鞋子要轻便透气

一般情况下，走路宜穿布鞋，爬山宜穿橡胶底鞋，忌穿新皮鞋、硬底鞋、高跟鞋。带网眼的旅游鞋、运动鞋是不错的选择，行动起来比较方便，穿起来也很舒适，并且还有利于透气和排汗，便于长时间行走。无论穿什么鞋，最好搭配吸汗透气的棉袜。

根据季节来选择

夏季旅游，由于早晚温差较大，除穿上随身换洗的衣服外，最好再带件夹衣或绒衣。冬季旅游，必须带上毛衣、棉衣、棉帽、棉手套等。春、秋两季，外加一件宽松保暖的外套或防风衣就可以了。

温馨小贴士

外出旅游的服饰，既不同于居家便装，也不同于正式场合所穿的时装与礼服，它要求休闲但又不失大雅，要求的是有利于旅游活动、有利于健康的整体效果。

夏季旅游必备“四宝”

夏季外出旅游，除了做好计划，准备好衣服、鞋子、药品等常规必备物品外，铁路离退休职工还要必备“四宝”，那就是扇子、雨伞、墨镜和太阳帽。

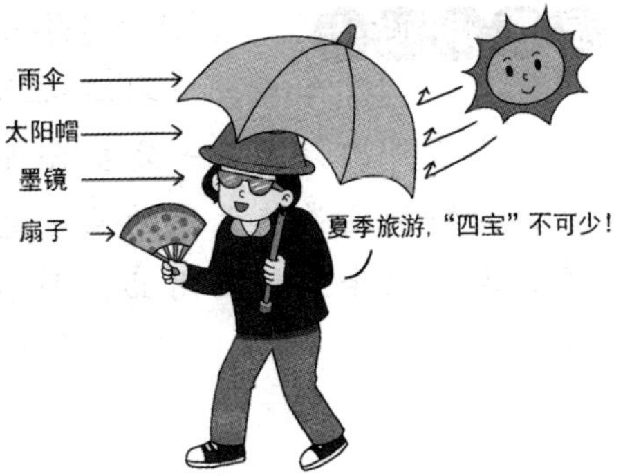

扇子

夏季天气十分炎热，不管漫步在海滩还是大都市街头，抑或跋山涉水，备一把扇子，既能扇风去除暑气，又能驱赶蚊子，还显得很有风度。

雨伞

旅游时备一把折叠伞，不仅可以避免旅行途中被雨淋湿，还可以遮挡头顶上灼热的日照。此外，折叠伞还是留影拍照的理想道具。

墨镜

夏季旅游时带一副墨镜，不仅可以避免强光对眼睛的刺激和遮挡风沙吹进眼内，而且还能使旅行者看起来风度翩翩。

太阳帽

外出旅游戴一顶太阳帽是少不了的。太阳帽不仅可以避免烈日暴晒你的面部皮肤，使你的头发不被风吹乱，还不失为很好的装饰品。太阳帽的选择应注重实用，为了有效防止紫外线的照射，应选择一顶宽边太阳帽。

温馨小贴士

夏季外出旅游时一定要合理安排时间，尽可能避免中午外出，特别是炎热无风的天气更不要到野外郊游。此外，夏季旅游时应涂上防晒用品，并尽量少洗“日光浴”，以免晒伤皮肤。

出国旅游应做哪些准备

出国旅游前做一些必要的准备工作，有助于你的旅途轻松愉快，让你健康出行，平安归来。那么出国前都要做哪些准备呢？

准备旅游资料

旅游前最好先取得旅游目的地的气候、环境卫生及疫情资料，可通过查询网络或查阅书籍等途径来了解，并携带一些常备药物，如晕车药、抗过敏药、感冒药、肠胃药等。还要了解旅游目的地的货币、语言以及当地的基本情况，根据这些资料准备好相应的物品。

备好各种证件

出发前一定要准备好所需的证件，比如护照、身份证、签证等，证件一定要保管好，一旦丢失，连海关都过不了。

通信工具不可少

出国旅游的时候，手机是必备品，要随时保持畅通，最好开通国际漫游。并且最好记住家中几个电话号码，或者当地大使馆的号码。另外，到国外去，语言沟通是个很大的问题，可下载一个翻译软件以备不时之需。

了解风俗民情

旅游前，要了解目的地的民俗风情，不要违规。例如在泰国，进入寺庙要脱鞋，女士见到僧侣要主动避让；泰国人忌讳触碰人的头部。在新加坡，随地吐痰、乱扔废物就会受到高额罚款……像这些异国他乡的规矩，如果你不了解，一不小心犯了别人的禁忌，就会遭遇无法预料的尴尬。

预防接种

为避免患各种传染疾病，旅游前可根据所去国家或地区传染病流行的情况，于出发前打必要的预防针，如流感疫苗、破伤风、白喉等疫苗，或服用防疟疾药物等。

礼品准备

国外都有收取小费的习惯。一般随团旅游者的小费由领队统一付给当地司陪人员，作为旅游者个人可准备一些具有我国民俗特色的小工艺品（如民间剪纸、京剧脸谱等）作为小礼品送给当地友人。

温馨小贴士

出国旅游免不了长时间乘坐飞机。久坐容易全身酸痛、下肢浮肿，可每隔一小时起身在机舱内走动一下，做做简单的伸展操，并对小腿、颈部及腰背轻压按摩，以减少久坐后肌肉酸痛与下肢浮肿等现象，并能预防静脉栓塞。

这些人不宜进行长途旅游

旅游可以陶冶情操、增长知识、强健体魄、放松自我，非常有助于身心健康。所以，铁路离退休职工有条件的话，可以适当地外出旅游。但是，专家提醒，外出长途旅游不是人人都适宜的一项活动，要根据自己的健康状况量力而行。一般来说，以下人群不宜长途旅游。

高龄人群

俗话说："七十不留宿，八十不留饭"，这就是说70岁以上的人，很可能在睡眠中发生突发性疾病，如脑出血、脑血栓、猝死等；而80岁以上的老人，则更可能随时发生突发性事件。即使七八十岁的高龄老人看上去很健康，但实际上身体各器官已严重老化，随时会发生意外。所以，高龄老人不宜长途旅行，尤其是有慢性疾病的老人。

脑血管患者

有脑出血、脑血栓或脑塞形成的急性期或遗留偏瘫后遗症病史的铁路离退休职工，不宜进行长途旅游。还有一种脑血管患者常常会出现短暂性脑缺血，患者在发作时可表现为短暂的头晕、黑蒙，甚至突然意识丧失而摔倒，轻则皮肤擦伤，重则摔成骨折或脑血管破裂。所以这类患者也不宜外出长途旅游。

心血管患者

旅游时的车船颠簸、跋山涉水引起的疲劳，以及游览名胜时精神振奋等易引起心情激动，从而使原有的心血管疾病加重或出现意外事件，如猝死、心肌梗死、严重心律失常等。因此，患有高血压、心绞痛、心律失常及心功能不全的铁路离退休职工，在疾病未完全控制前不宜长途旅游。

肺功能障碍患者

肺功能障碍的常见原因有慢性支气管炎、肺部纤维化、肺动脉高压等，患者可能出现低氧血症和高碳酸血症，主要表现为劳累后感到气不够用，这些患者不宜外出长途旅游，尤其是不宜到海拔 3000 米以上的高山去观光，以防发生意外。

温馨小贴士

铁路离退休职工长途旅行前，要进行一次全面的身体检查，对身体状况做到心中有数。有些慢性病患者，虽可外出旅游，但注意不要中断服药。

铁路离退休职工旅游必备小常识

旅行途中要注意饮食卫生

旅行中饮食卫生对于保证旅行的顺利具有重要意义。通过食品和饮水把细菌和病毒带入人体而引起疾病是很常见的。旅行时应做到饮食安全，即不能随时随地想吃什么就吃什么，防止“病从口入”。

瓜果要洗净或去皮

旅游时能吃到新鲜的瓜果蔬菜简直美不可言，但是不能只图一时香甜可口、味道鲜美，却忽略了食品卫生。吃瓜果一定要洗净或者去皮，不能图省事用手一擦就吃。要知道，瓜果除了受农药污染外，在采摘与销售过程中也会受到病菌或寄生虫的污染。

进食前先洗手

旅途中最怕吃坏肚子，影响体力，破坏旅游情绪，勤洗手是预防肠道疾病的有效措施。如果在途中不容易找到水源，最好用湿纸巾将双手擦干净。

少吃凉拌菜

旅途就餐时，尽可能多吃熟食、少吃凉拌菜。如果要吃凉拌菜，可在里面适当地放些醋和大蒜，这样既可调味又可杀菌，有一定的预防疾病的作用。

少吃街边摊

一般高、中档的饮食店可放心去吃，大排档可有选择地吃，沿街摆卖的食物最好不要去吃。无论行程长短，最好带些饼干、糕点，可在途中无法就餐时食用。

忌暴食暴饮

品尝当地的小吃和特色佳肴，无疑是一种“饮食文化”的享受，但一定要注意食品卫生，切忌暴饮暴食。旅途餐饮宜选择清淡富有营养的菜品，少吃生冷油腻的食物，不吃变质食物，以免发生肠道感染。

选择合格的餐馆

合格餐馆的一般标准应是有卫生许可证，有清洁的水源、消毒设备，食品原料新鲜，无蚊蝇，有防尘设备，周围环境干净，收款人员不接触食品且钱票与食品保持一定距离。

温馨小贴士

旅行中如找不到安全卫生的食物，可少食非安全食物以减少患病危险；旅行者也可考虑暂时不用餐，减少一点体重对大多数人来说是能够承受的，这样做比得病要好。

旅途中应注意补充营养

跟团旅行中，由于时间紧，我们常常是马不停蹄地从这个景点赶往另一个景点，其疲劳程度可想而知。那么，在旅行中需要补充哪些营养素才能达到有效缓解疲劳、迅速恢复体力的目的呢？

碳水化合物

碳水化合物最重要。一则它可以直接转化成葡萄糖被吸收，利用比较快，还可补充体内消耗的糖原。二则它是3种营养素中最便宜的能量来源。有些人认为要大量补充蛋白质，其实这种做法意义不大，反而造成浪费。碳水化合物的摄取应以多糖类（淀粉）作为主要来源，也就是米、面、杂粮等。在旅行中应尽量选择全谷类食品，因为它们不仅提供能量，还提供维生素及矿物质，例如市售的各种全麦面包，干净方便。

脂肪

脂肪是为人体供应热能的重要营养。脂肪所含的碳和氢比碳水化合物多。因此在氧化时可释放出较多热量。1 克脂肪可释放 9 千卡的热能，是营养素中产热量最高的一种。人们常说的"不吃肉不长力气"，并不是说肉里的蛋白质在能量方面发挥了什么非他莫属的大作用，而是因为肉中含有丰富的维生素、烟酸、铁质和一定量的脂肪。

维生素

旅行中带着维生素补充剂是很有帮助的。因为旅行中饮食往往不正常，容易造成营养不均衡。其中最容易缺乏的营养素是 B 族维生素及维生素 C。而维生素 C 的补充有助于缓解疲劳，增强机体抵抗力，从而减少生病的机会。一般来说，如果能以全谷类食物为主食，同时注意肝脏、豆类、乳品、瘦肉和蔬菜水果等食物的充分摄取，就可以获得足够的 B 族维生素和维生素 C。但旅行中由于难以从膳食中充分摄取这些营养素，因此服用维生素补充剂是一个不错的选择。当然，服用复合维生素也是很方便的。

温馨小贴士

旅游时应多带几盒小包装的牛奶或带些奶粉，以补充每天必需的蛋白质、钙、维生素 A 和 B 族维生素；也可以在旅行途中多购买些新鲜水果食用。

旅游携带食物存放有讲究

外出旅游，免不了要携带食物，或者将吃不完的食物打包。其实，携带食物的存放也有讲究。如果存放不当，食物很容易受到污染或者变质，吃了这样的食物容易给健康带来不良影响。因此，铁路离退休职工旅行中携带食物的存放，一定要注意以下几点。

少用塑料袋

塑料袋密不透风，在炎热的天气，食物会发热变味，这样的食物吃进胃里，很快就会破坏胃液的正常运转，发生疾病。所以，最好用专用的纸袋或者用白棉布做的袋子装食物，因为这样相对保存的时间会长一些。

不用铝制器皿

不要用铝饭盒之类的器皿存放咸味食品。因为铝饭盒长期存放带盐分的东西，会腐蚀饭盒，一方面减少了使用寿命，另一方面会产生化学反应，被人体吸收后影响身体健康。

食物要通风

将装食物的袋子放在通风处，条件允许时最好拿出来晾一晾。比如住宾馆时，可放在电风扇下或空调冷风吹到的地方；在火车上，可将袋子放在车窗旁的桌子上，以便于及时通气。

注意存放期限

天气炎热时，自然条件下新鲜食物的保鲜期不能超过24

小时，过期食用不利于健康。因此，夏季旅行最好不要带过多的面包之类的食物，以免浪费。但一些干食品比如方便面可以适当带些。

温馨小贴士

旅游时自带的食品，应当天制作或当天购买，切忌放得过久，以免吃了变质的食物引起食物中毒。饮食以刚饱为宜，出汗多时可在菜汤中多加点盐。

旅游中科学饮水知多少

外出旅游，游山玩水，人容易出汗，水分容易丢失，因此铁路离退休职工不要忘了科学健康饮水，以保持身体对水分的生理需要。

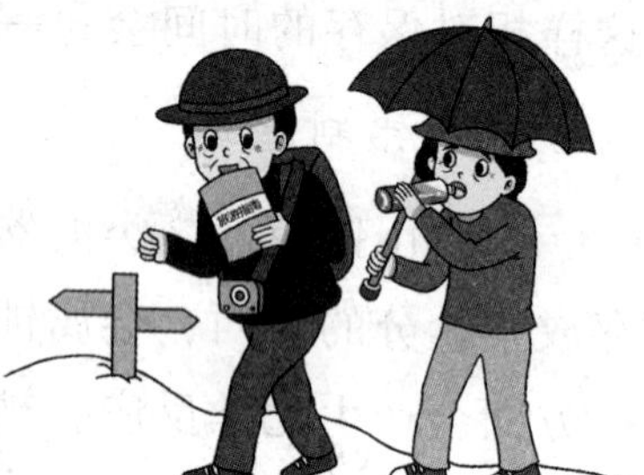

多喝含矿物质的水

旅游因出汗较多，而且随汗会排出一些钠、钾、镁、钙、铁等物质，因而旅游中应饮用含有以上矿物质的水，以补充肌体的需要，同时也可防电解质紊乱。

饮水量要适当

旅游途中要及时补充水分，但一次喝水量不宜过多，否则会稀释胃液，影响消化，增加心、肾的负担。最好是多次少量饮用，每小时喝水不宜超过 1000 毫升，每次以 100 ~ 150 毫升为宜，间隔1小时。

饮水多样化

饮水种类宜多样，可以喝矿泉水或普通茶水，也可以喝一些淡盐水。此外，还可以选择杏仁露、椰子汁、浓缩橙汁等饮品，既可以获得较好的口感，又可以及时补充营养。

避免进食冷饮

夏日旅游时，人的体温通常较高，大量进食冷饮容易引起消化系统疾病，因为此时由于血液循环加快，肠胃道相对缺血。不要喝5℃以下的饮料，喝10℃左右的凉开水可达到降温、解渴的目的。

适量补充糖水

在旅途中，跋山涉水等剧烈运动会消耗大量的热能，体内储存的糖量无法满足运动的需要，因此，参加大运动量和过长时间的运动时，适当喝些糖水可及时补充体内能量的消耗。

不能随便喝天然水

外出旅行的时候，千万不要轻易喝天然水。在必须饮用的情况下，也应该鉴别一下水质的好坏。可以从色、味和透明度来观察。洁净的水在水层浅时为无色，深时为浅蓝色。水受污染后，其颜色随污染物质不同而变化。水呈黄色是腐殖质污染；水呈淡绿色含有低价铁化合物；含高价铁或锰时，水呈黄棕色；含硫化氢时水呈浅蓝色。

温馨小贴士

出门在外，购买饮料时要注意检查瓶盖是否密封，不可喝已经启封的饮品，更不要随意饮用不认识的人提供的水或饮料，以免因误服含有麻醉药物的饮料，造成不必要的经济损失和人身伤害。

5种有效缓解旅途疲劳的方法

旅游是一项很消耗体力的活动，尤其是铁路离退休职工，因为上了年纪，可能还没逛几个景点，就感觉身体疲劳了。那么，如何缓解或消除疲劳呢？以下几招不妨一试。

颈部伸展

坐姿，双手抱头，两肘内颊夹，稍用力下压使颈部前屈，然后颈部用力尽量后仰，做8次，每次静止1~2秒。

胸背伸展

坐姿，两臂屈肘前平举含胸低头，然后两臂向侧后平行伸展，抬头挺胸，做10次。

体侧伸展

坐姿，一手叉腰，另一手臂伸直上举，上体稍侧屈手臂用力向侧上方伸展5次，然后换另侧做，每次静止1~2秒。

腰腹伸展

坐姿，两手抱头，体前屈，然后上体后仰，肘关节外展，尽量把身体伸直，保持3~4秒，慢速做6次。

腿部伸展

坐姿，双腿屈膝置于胸前，然后两腿同时伸直，脚尖前伸，做10次，每次静止1～2秒。

旅游车上看电视对健康不利

现在，很多旅游车在行驶时会播放电视节目或录像。按理说，在旅途中看电视比欣赏音乐更有吸引力，更容易消磨枯燥乏味的旅途时光，何乐而不为呢？殊不知，旅游车上长时间看电视对健康很不利。很多人从长达数小时的旅游车上下来时，会感到双眼发胀、干涩，甚至头昏、恶心、呕吐。

为什么在旅游车上看电视会产生不适反应呢？首先，由于汽车行驶颠簸和车身容积有限等原因，车内不能安放大屏幕的电视机，一般只是14英寸。而车身一般很长，其观看效果大可折扣。

其次，在车上看电视的距离、角度等均不理想。按规定，人与电视机的距离应是屏幕对角线的4～6倍，在屏幕两侧观看的角度不应小于45°。而在旅游车里，前排中间座位的乘客，距离电视机一般仅为0.5米。前排两旁座位的乘客观看角度不足30°。坐在后排的乘客则距离过远，基本上看不清图像。在距离和角度不当的条件下看电视是不符合视力卫生的，很容易伤害眼睛，降低视力。

第三，汽车在行驶时不停地晃动，拐弯时因天线方向改变，电视图像也时明时暗，模糊不清。时间一长，就会出现眼睛胀痛、视力模糊，甚至头痛、胸闷、恶心等不适。如果乘客本来视力就不佳，情况就更为严重了。

所以，铁路离退休职工要注意，尽量避免在旅游车上长时间看电视，闭目养神、听听音乐都是不错的选择。

温馨小贴士

尽量避免在旅游车上吃东西，因为车内空气相对浑浊，在车上吃东西很容易受到细菌和病毒污染，导致“病从口入”。

旅途中运动保健不可少

人们长时间乘坐汽车、火车和飞机后都会感到疲劳、腿麻无力，甚至下肢出现水肿。这些现象的出现既与精神紧张有关，也与强迫性坐姿体位、活动空间受限导致的肌肉关节活动过少、血液循环不畅有关。

所以，旅途中要注意躯体和四肢的活动。活动内容有以下几方面。

自我拍打

站立，两腿微弯，拍打躯体做有节奏的弯曲活动，每组拍打 30 次。

拍肩背

右手掌拍左肩，左手掌拍背；接着左手掌拍右肩，右手掌拍背，可解除肩背酸痛。

拍小腹

手掌拍打小腹，可调和气血，益肠健脾。

拍臀部

两手分别拍打臀部可益肾固腰，消除腰臀酸痛。

拍大腿和膝关节

站立或靠背坐，两手分别拍打大腿两侧和正面，膝关节前部、内侧、外侧。可疏通气血，消除大腿、膝关节酸痛。

旅游中的住宿不可忽视

住宿是旅游过程中必不可少的重要环节。只有得到充分的休息，保证充足的睡眠，才能解除旅途疲劳，尽快恢复体力和精力，保证旅途的顺利进行。反之，如果住宿安排不当，没有找到舒适满意的住宿场所，不仅会影响休息，还会影响身心健康。

因此，在旅游中住宿问题不可忽视，铁路离退休职工要注意以下几点。

交通方便

一般旅游区范围广，游览景点多，往往得几天才能游览完。因此，住宿地点不宜离旅游点太远，如太远，每天往返既耗费精力又花费时间。

选择正规旅馆

进旅馆后，要注意观察有没有营业证、卫生许可证等，正规的旅馆这些牌照是齐全的。此外，尽量选择有安保人员的旅馆。

费用适宜

出外旅行，旅馆的好坏将影响旅游质量，也影响到费用的支出。一般车站附近人员来往流动较大，旅馆的安全系数一般较低。同时车站附近住宿费用一般较其他地方高，条件又较差。如果有条件的话，住招待所和办事处比较好，价格便宜，安全性也好。

环境卫生、安静

住宿环境嘈杂，卫生条件不好会妨碍休息，不利于身体健康。要住宿时，要注意查看床单、被罩、枕巾等床上用品是否干净；牙具等一次性清洁物品是否密封、未被使用等。最好使用自己随身携带的洗漱用品，以保证卫生健康。此外，上床睡觉时要穿着长款的内衣、内裤，最好不要穿公用的拖鞋。

要有安全意识

找到住所后，要查看防火安全通道的方位以及是否通畅；检查房间、浴室有无隐藏的摄像装置，以免被偷窥；睡觉前关好门、窗；离开房间前仔细检查所带物品是否齐全，有无遗漏等。

旅游中常见病的防治常识

出门在外，由于气候环境等多方面的原因，身体难免会出现不适，或染上一些小毛病。因此，铁路离退休职工外出旅游，要积极防治常见病。

感冒

旅游在外，气温有差别，忽冷忽热，容易感冒。但即使感冒了也不要惊慌，早点采取措施，很快就能痊愈。

防治措施：根据气温变化适时地增添衣服；多喝水，保证充足睡眠；避免与流行性感冒患者近距离接触；避免长时间吹电扇、空调等。

肠胃病

在旅游中，由于不适应新环境，或饮水和食物中所含的物质与原居住地有所差异，容易发生腹胀腹泻。如果一天出现1至2次的轻微腹泻，则不必过于担心，1~2天内会自愈；如果一天内出现4至5次腹泻，或是同时出现发热、腹痛、恶心、呕吐等全身症状时需要及时治疗。

防治措施：为了预防腹泻的发生，铁路离退休职工在旅行中要注意饮食的卫生，不要暴饮暴食，此外临行前可以携带些止泻药。

水土不服

旅游在外，气候、水质、饮食等都发生了变化，一些人往往不习惯，会出现头昏无力、胃口不好、睡眠不佳等现象，这是水土不服的表现。

防治措施：患了水土不服，需要多吃水果，少吃油腻的食物，还可服用一些多酶片和维生素 B_2。

过敏

旅游过程中，铁路离退休职工要预防过敏的发生，尤其是过敏体质的人或对花粉有过敏史的人更要注意。

防治措施：尽量减少与可引起过敏的花粉接触；最好备一些抗过敏药物，如苯海拉明或氯苯那敏（扑尔敏）、阿司咪唑（息斯敏）、维生素 C 等，以便在发生过敏反应时及时服用，以减轻其症状和控制病情。

上火

很多人在旅游途中容易出现心跳加快、面色潮红、食欲下降、小便发黄、大便秘结、口唇长疱疹等上火症状。“上火”虽不是什么大问题，但它会给旅游生活带来烦恼和不便。

防治措施：首先，铁路离退休职工遇到任何事情都不要着急，心境要平和；其次，注意劳逸结合，保证充足的睡眠；最后，多吃些“清火”食物，如新鲜的绿叶蔬菜、水果和绿茶等。

脚泡

外出旅游发生脚泡比较常见，它会影响旅游的顺利进行，而且处理不当还会引发感染。脚泡的发生常与鞋袜不合适、行走的道路不平和速度不匀以及旅游者缺乏锻炼等因素有关。

防治措施：鞋袜要合适，鞋垫要平整；徒步游览应循序渐进，不要时快时慢；临睡前要用温热水泡脚，以促进局部血液循环。如果出现脚泡，可先用热水烫脚 5～10 分钟，擦干后用碘酒或乙醇对脚泡处进行消毒，然后用消毒过的针刺破脚泡，使泡内液体流出、排干。处理脚泡时，不要剪去泡皮，以防感染。

旅游不可不知的应急措施

旅途突发疾病的应急处理

晕倒昏厥

旅途中，身边有人晕倒时千万不可随意搬动，应先观察其心跳和呼吸是否异常。如发现心跳、呼吸正常，可轻拍患者并大声呼唤使其清醒。如无反应则说明情况比较复杂，应使患者头部偏向一侧并稍放低，取后仰头姿势，然后采取人工呼吸和心脏按压的方法进行抢救。

关节扭伤

关节不慎扭伤后，切忌立即搓揉按摩，应立即用冷水或冰块冷敷 15 分钟，然后，用手帕或绷带扎紧扭伤部位，也可就地取材用活血、散瘀、消肿的中药外敷包扎，争取及早康复。

低血糖

旅行中来不及进餐，体内糖分供应不足或不及时，再加上抗胰岛素的分泌不足，就容易出现低血糖。旅途中一旦出现注意力不集中、心慌、出冷汗、脸色苍白等低血糖症状，可以嚼几粒糖果，一般十分钟左右就会恢复正常。如果未随身携带糖果，可喝些含糖饮料或吃些甜食，也能恢复正常。有条件者，可立即冲泡一杯红糖水，症状即可快速缓解。

心源性哮喘

奔波劳累常会诱发或加重心源性哮喘的急性发作。如遇患者急性发作，可让患者采取半卧位，并用布带轮流扎紧患者四肢中的三肢，每隔5分钟1次，以减少进入心脏的血流量，减轻心脏的负担。

心绞痛

有心绞痛病史的患者，出外游玩应随身携带急救药品。如遇患者发生心绞痛，首先应让其坐起来，不可搬动，并迅速给予硝酸甘油含于舌下，同时服用麝香保心丸或苏冰滴丸等药物，以缓解病情。

胆绞痛

旅游途中若摄入过多的高脂肪和高蛋白食物，容易诱发急性胆绞痛。如突然发病，可迅速用热水袋在右上腹热敷，也可用拇指压迫刺激足三里穴，以缓解疼痛。

急性肠胃炎

由于旅途中食物或饮水不洁，极易引起各种肠道疾病。如出现呕吐、腹泻和剧烈腹痛等症状时，应立即到附近医院诊治，并将其吐、泻物按防疫要求进行清除处理，以防传播扩散。

不可不防的4种“旅途病”

呼吸系统疾病

在旅游途中，乘车是免不了的，一般车内人群密度高，空气污浊，加上车内湿度低，上呼吸道的防御功能被削弱，很容易被感染。因此，在乘坐旅游车时，铁路离退休职工要避免呼吸道疾病的发生，要注意休息，别熬夜，旅途中多喝白开水；上下车要及时增减衣物，避免着凉；抵抗力较弱的人可戴上口罩。

腿脚肿胀

旅游途中，不管坐着、站着还是行走，时间一长，腿脚便会肿起来。医学上把这种由于旅游引起而查无其他原因的腿脚肿称为“旅游性腿脚肿”。为了防止腿脚肿，须注意以下几点：游览完一个景点后要休息一会儿，注意劳逸结合；站立和行走一段时间后，要坐一会儿，并把两腿抬高放松；每天晚上用热水泡脚，使腿部的血管扩张，便于血液回流。

泌尿系统疾病

在旅途中，由于火车或者汽车上比较拥挤，很多人想上厕所时也尽量憋着。要知道，长时间憋尿会增加泌尿系统感染的风险，而且是诱发前列腺炎的重要危险因素。如果年纪大的人长时间憋尿很容易诱发急性尿潴留。因此，旅途中铁路离退休职工如有尿意，即使车厢内再拥挤，也应该去上厕所。

旅途精神综合征

“旅途精神综合征”是指旅途中出现的精神紧张、焦虑、暴躁、胸闷等症状，有的甚至会突发精神疾病。为避免旅途中出现情绪反常、身体代谢紊乱的症状，铁路离退休职工要调整好心态，多和周围人聊聊天，或者听听音乐，缓解旅途中的紧张情绪。

旅途中怎样防治失眠

要克服旅游失眠，首先应保持心情愉快，尽可能使饮食、

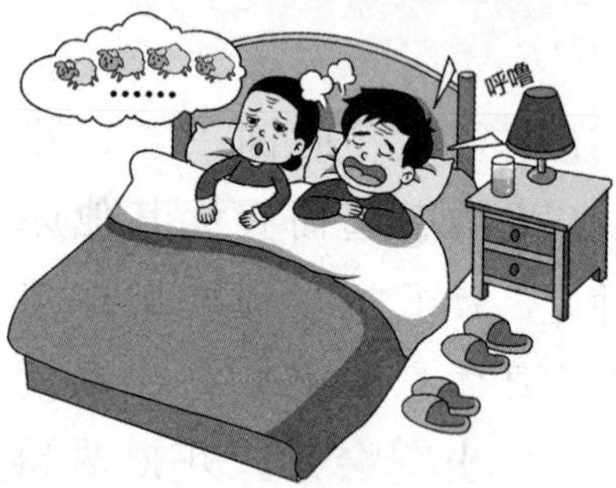

起居、睡眠的时间和习惯与平时保持一致。为了减少和避免旅途中出现失眠现象，睡前不应喝茶、抽烟；不应和旅伴聊天聊得太久太兴奋；尽量让被褥的厚薄、枕头的高低和自己平时所使用的相似；尽量洗温水澡或泡脚，睡前饮热牛奶。

一旦失眠，要尽量保持情绪稳定，不能急躁，顺其自然。即使一时难以入睡，闭目养神也比翻来覆去、烦躁不安要好得多。尽量找一个舒适的姿势，令全身肌肉放松，不要去想失眠的事，慢慢酝酿睡意，直至感到眼皮沉重而自然入睡。

如果上述办法无效，可在医生指导下睡前服用一些镇静安眠药，如安定、眠尔通和利眠灵等，也可以吃一些朱砂安神丸、柏子养心丸等中药。总之，旅游失眠不是严重疾病，只要加以注意就会很快克服。

晕车晕船的防治措施

旅游观光是一件非常惬意的事情，然而有的人在乘车、乘船时会出现头晕、头痛、恶心、呕吐，甚至虚脱、休克等症状。这不仅影响旅游的兴致，又会感觉疲惫不堪，使旅游质量

大打折扣。

那么，铁路离退休职工外出旅游观光，如何防止晕车晕船呢?

饮食清淡

乘坐车、船、飞机前，要避免进食油腻的食物，因为油脂会加重胆囊的负担，再加上车船颠簸，会感觉胃部极度不适，甚至可以用“翻江倒海”来形容，会出现恶心、呕吐等不适。当然，呕吐后感觉就会变得舒服些。

进食适量

乘坐车、船、飞机前要适量进食。饥饿会造成脑部血液供应减少，使人感觉头昏、头痛，而进食过饱又会导致大量的血液进入胃肠道，脑部血液供应也会减少，同样会出现头痛不适的感觉。因此，进食量宜在六至七成饱，不可过多。

心情愉悦

愉悦的情绪可以减轻甚至消除晕车晕船的感觉。旅途中无聊、对周围人反感会加重晕车、晕船的感受，所以可以通过正面的情绪调整来减轻不适。如果条件允许，通过唱歌、聊天或听音乐的方式可以使您的感觉好起来。

口服药物

若自己过去曾有晕车、晕船史，可在上车、上船前半小时服用一片乘晕宁或安定、安乃近等药物，也可将清凉油涂在鼻唇之间的皮肤上。但必须在乘车、船前半小时服下，否则药物还未生效即可被呕出。

避免紧张

当发生晕车、晕船时，不要紧张和惊慌，要镇静，采取平卧位休息。如无条件平卧，可将头靠在椅背上，闭目休息，尽量不看窗外迅速移动的景物。车船行进中，最好能坐在近窗口的位置上，或者坐在车厢前部比较平稳的座位上。

温馨小贴士

晕车晕船时如实在想吐，最好找地方尽量吐出来，吐完后会感觉畅快多了。但是，如果呕吐严重，出现脱水症状，要及时终止旅程尽快到医院诊治。

旅游中发生食物中毒怎么办

旅游过程中，饮食很重要，但是如果不注意卫生，误食了过期变质、不干净的食物或者有毒的果子时，就容易引起食物中毒。食物中毒的表现为在短时间内，出现恶心、呕吐、腹痛、腹泻，往往伴有发烧。吐泻严重的，还可发生脱水、酸中毒，甚至休克、昏迷等症状。

因此，铁路离退休职工要注意外出旅游时首先应该注意饮食卫生，避免发生食物中毒。一旦发生食物中毒，必须正确处理，尽早消除或减轻其危害。

及时催吐

中毒后不久，如果没有发生呕吐，应及时催吐。可用手指或筷子等刺激咽部、舌根诱发呕吐。吐后可再喝些温开水催吐，重复进行几次直到没有食物残渣吐出为止。如果已有剧烈的呕吐和腹泻，就不必催吐了，这时也不要立即止吐、止泻。

保存有毒食物

导致中毒的食物对治疗来说至关重要，因此在发生食物中毒后，要保存导致中毒的食物样本，以提供给医生进行检测。如果身边没有食物样本，也可保留患者的呕吐物和排泄物，以便医生确诊和救治。

学会解毒

吃了变质的鱼、虾、蟹等引起的食物中毒，可取食醋100毫升，加水200毫升，稀释后一次服下以解毒。若是误食了变质的防腐剂或饮料，最好的急救方法是用鲜牛奶或其他含蛋白质的饮料灌服。

及时就医

中毒后，如果嘴唇发白、四肢冰凉、吐泻剧烈、血压下降甚至休克，表明中毒者病情严重，必须迅速送往医院救治。

温馨小贴士

旅游前要了解一下容易中毒的野外植物，并谨记于心，对于不熟悉的植物、山果等，宁愿挨饿也不要胡乱食用。再者，不要随便试吃自己不熟悉的食物或者变质的食物。

旅游中高温中暑巧应付

人处于高温环境下或受到烈日暴晒，当气温超过皮肤温度（一般为 32℃ ~35℃），或空气中湿度过高而又通风不良时，体内的热量难以散发，甚至还会从外界环境中吸收热能，造成体内热量蓄积而引起中暑。一般中暑可分为先兆中暑、轻症中暑和重症中暑。

先兆中暑

是指在高温环境下，出现头痛、头晕、口渴、多汗、四肢无力、注意力不集中、动作不协调等症状；体温正常或略有升高。如果及时将先兆中暑者转移到阴凉通风处，补充水和盐分，短时间内可恢复正常。

轻症中暑

轻症中暑时，人体体温会在 38℃以上。除了出现头晕、口渴外，往往伴有面色潮红、大量出汗、皮肤灼热等表征，或出现四肢湿冷、面色苍白、血压下降、脉搏增快等现象。如果对轻症中暑者及时处理，可在数小时内恢复正常。

重症中暑

重症中暑又分为中暑衰竭、中暑痉挛、日射病和中暑高热 4 种情况。可表现为高热、烦躁不安、皮肤干燥、灼热、无汗，甚至惊厥、昏迷等。

对于重症中暑患者，应立即送往医院救治。搬运患者时，应用担架抬送，运送途中应用冰袋敷于患者的额头、胸口、肘窝、大腿根部等部位，还可以用扇子为患者扇风，帮助患者进行物理降温，以保护大脑、心肺等重要器官。

温馨小贴士

夏季旅游应合理安排作息时间，中午时段避免活动；外出时需加强个人防护，如穿浅色衣服、戴遮阳帽和防护眼镜、带消暑饮料；感到头痛、心慌时应立即到阴凉处休息；最好备一些预防和治疗中暑的药物，以备必要时应急。

旅行中外伤出血别慌张

旅行中有时会出现意想不到的摔伤、碰伤等外伤，一般都会引起出血。轻微的出血没什么大碍，也不用做什么特殊处理，但是当失血量达到20%时，就会出现血压下降、休克等明显症状，当失血量达到30%以上时，可能会有生命危险。

因此，当旅行中发生外伤出血时，铁路离退休职工不要慌张，学会及时止血很重要。

动脉出血

动脉出血的特征是血液由血管靠近心脏那一端喷射而出，血色鲜红，喷射的压力随着心脏的跳动呈脉冲性。常在短时间内造成大量失血，易引起生命危险。

急救措施：动脉出血，血流过猛，就要用止血带来止血。如果没有现成的止血带，可用胶皮管、手帕、毛巾或细绳等来代替。止血带要捆在伤处的上方。在止血带下面，要放些纱布、棉花等软物，以免损伤身体其他组织。紧急处理之后，要及时就医。

静脉出血

静脉出血的特征是出血时血液缓缓不断地往外流，呈紫红色。如大静脉出血，往往受呼吸运动的影响，吸气时流出较缓，呼气时流出较快。

急救措施：如果出血不多，可将受伤的肢体抬高，停留十几分钟，在血流停止后再进行包扎。包扎时，可在伤口处放厚敷料或清洁毛巾，再用绷带或手帕加压，紧紧包扎。但要注意用力适度，以不见大量血液涌出为原则，避免包扎过紧影响肢体血液循环。

毛细血管出血

毛细血管出血的特征是血液呈红色，找不到出血点，血液由创口渗出，多能自动凝固止血。

急救措施：可用清水或生理盐水清洁伤口，然后用纱布包扎，或者贴上创可贴即可。

温馨小贴士

一旦发现外伤出血，无论是轻微的小伤口出血，还是严重的出血，都不要用泥土、香炉灰、烟丝等带菌物敷伤口止血，因为这往往会造成伤口感染，或引起破伤风危及生命。

旅行中踝关节扭伤的自我救助

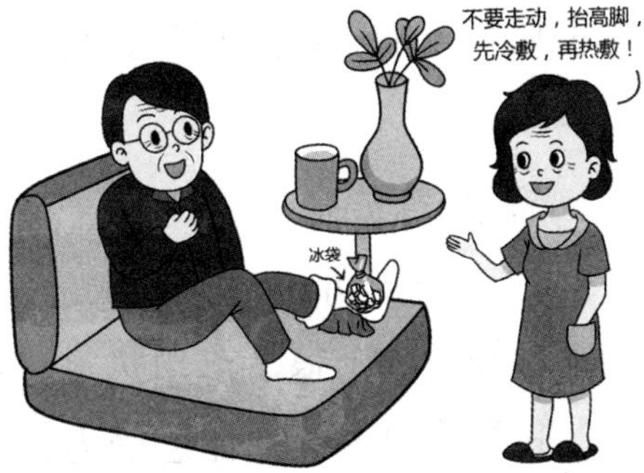

俗话说“走路爬坡，当心扭伤脚脖”，踝关节是全身负重最大的关节，在旅行活动中极易发生扭伤。脚踝扭伤，轻者只是局部轻微疼痛，重者可出现整个足面淤青、肿胀，甚至寸步难行。因此，发生踝关节扭伤后，应尽快进行处理，旅行中可以采取以下措施。

不要走动

踝关节扭伤尤其是以内翻损伤造成外侧副韧带拉伤撕裂或断裂为多见。踝关节扭伤局部肿胀，疼痛明显。严重时扭伤瞬间有撕裂感。扭伤后不要随意走动，以免加重损伤，应坐下松开鞋带，需要时可脱鞋。可考虑暂时使用腋下拐杖，以避免走路时足部不当受力，影响复原或再次扭伤。

抬高

将患肢抬高，肢体下垫一个枕头，使患处与心脏在同一水平线上，这会减少患处的血液循环，起到控制内出血的作用。

冷敷

无论是用冰块、冰棒，还是冰水、凉水，对受伤部位都是有益的。受伤后，在关节扭伤部位用冰块或冷毛巾敷盖，或将患处浸于冷水内 15～30 分钟，这不仅可以刺激血管收缩以减少出血或止血，减轻伤痛，更为下一步的处理和以后的恢复带来便利。

热敷

48 小时后可以采用热敷，以促进血液循环，加速血肿的吸收和肿胀的消退。可用热水或热醋浸透毛巾后放在患处皮肤上，其热度以不烫伤能忍受为宜，热感消失时可更换毛巾。每天敷 1～2 次，每次 15～20 分钟，也可将整个患肢浸泡在适当温度的水中。

温馨小贴士

预防脚扭伤，要做到在崎岖不平的道路上行走或上下山时，集中注意力，看清道路，稳步前进。不能边走边观赏景物，或嬉戏耍闹。若遇雨、雪天气，路滑泥泞或天黑时尤应小心，最好有人搀扶行走。

第五章

因时制宜：四季养护各有不同

一年四季，春去冬又来，气候变幻无常：春季春寒料峭，夏季暑热难当，秋季风干物燥，冬季天寒地冻。人如何才能在多变的气候中以不变应万变，时刻做好自身的保健，保持身体的平衡呢？四季养护各不同，只要掌握好方法，就可以因时制宜，收获健康的果实。

铁路离退休职工春季养护

春季养生重在养肝

中医认为，人的健康与春夏秋冬四季是相关联的。春天与肝是相对应的，春天是万物复苏的季节，肝脏正好也是这个特点，肝主生发，因此春季养生重在养肝。

养肝宜多饮水

初春寒冷干燥易缺水，多喝水可以补充体液，增强血液循环，促进新陈代谢，还可以促进腺体，尤其是消化腺和胰液、胆汁的分泌，以利于消化、吸收和废物的排出，减少代谢产物和毒素对肝脏的损害。

养肝宜少饮酒

初春时节，寒气较盛，少量饮酒有利于通经、活血、化淤和肝脏阳气的升发。但不能贪杯过量，要知道肝脏代谢乙醇的能力是有限的，多饮会伤肝。

养肝宜睡好觉

中医认为“人卧则血归肝”，当人躺下休息时，各个脏腑的血液都经过肝，肝解毒的工作开始。所以要养肝就要保证充足的睡眠和休息，尤其晚上不要熬夜。

养肝宜宽心

我们知道肝血不畅会导致人情绪暴躁、胸闷头晕、忧郁悲伤等，反过来如果常常生气、情绪不畅也会导致肝火旺盛，出现眼睛发红、牙痛或牙龈红肿、耳鸣、口干口苦等症。因此春季养肝要保持一个好的心情。

养肝宜适量运动

春季是万物萌动的大好时节，也是体育锻炼的黄金季节。在春季开展适合时令的户外活动，如散步、踏青、打球、打太极拳等，既能使人体气血通畅，促进吐故纳新，强身健体，又可以怡情养肝，达到护肝保健的目的。

春季“春捂”有讲究

春天气候变化较大，常出现乍暖还寒的情况，昼夜温差也比较大。如果不注意保暖，天一热就急忙脱衣服，就容易着凉、感冒发烧。所以，在春季铁路离退休职工进行“春捂”以达到防寒保暖的目的是十分必要的。但专家提醒，“春捂”是有讲究的。

“捂”要随时而变

一般来说，转春时常有寒冷气候的反复，衣服要渐渐减少，穿着宜偏暖些。但对于体质较弱者来说，其衣着不宜单纯地“春捂”，而应根据天气寒热变化，随时增减衣服。

注重“捂”双足

双足着凉易引起腹痛、腹泻、腿部痉挛、关节疼痛。中医认为，双足位于人体末梢，气血运行缓慢，对春寒十分敏感，如双足受凉易于让人疲惫和增加感冒的机会。所以，一定要让双足始终处于保暖状态。

头部也要“捂”

捂了一冬的头就不要继续像冬天那样捂得严严实实的，可以略有松动，捂得轻一些，既不要冻着头，又要让头凉爽些。也就是说，以感到不冷不热保持凉爽的程度为宜。

注意“捂”的时间

气温回冷需要加衣御寒，即使此后气温回升了，也得再“捂”7 天左右，体弱者或高龄老人得“捂”14 天以上身体才能适应。

温馨小贴士

“春捂”要利用气象信息未雨绸缪，及早添衣，不要凭着自己的感觉去“捂”。其实，身体对寒冷的感觉常常滞后，等到觉得冷了再想到“捂”，致病的寒邪可能已侵袭。

“春困”该如何缓解

春天风和日丽，但人却感到困倦，早晨不易睡醒，白天则昏昏欲睡，这种现象被称为“春困”。很多人认为春困是因为身体出了问题，其实，春困并不是什么疾病，而是体内循环季节性差异，皮肤末梢血液供应增多，汗液分泌增加，各器官负荷加重，供应大脑的血液相对减少，从而造成人老犯困的一种正常而短暂的生理现象。那么，怎样减轻与预防春困呢？

保证睡眠

充足的睡眠是防病养生的关键，建议每天睡足 5 ~ 7 个小时，并早点起床，克服消极懒惰的思想情绪。

参加户外活动

铁路离退休职工要积极做好身体的协调适应工作，积极参加户外活动，如慢跑、做操、打太极拳等。

适当增加营养

研究证明，缺乏B族维生素与饮食过量是引发春困的重要原因，故宜多吃富含B族维生素的食物，并且吃饭不宜太饱。

刷牙洗脸

研究发现，刷牙洗脸是一种消除春困的极为简单有效的方法。当困意来袭，可采用刷牙漱口和冷水洗脸的方法，使精神振奋起来。

温馨小贴士

多睡不能解春困。睡眠时间太长反而使大脑皮层的兴奋度降低，使之处于抑制状态，人会变得更加昏昏欲睡、无精打采，结果反而是越睡越困。

经常伸伸懒腰可养生

春天暖洋洋的阳光容易让人舒适慵懒，精神疲倦，这时候伸个懒腰，就会觉得全身舒展，精神爽快。其实，春季经常伸伸懒腰也是一种不错的养生方式。

研究发现，伸懒腰时可使人体的胸腔对心、肺进行挤压，有利于心脏的充分运动，输送更多的氧气至各个组织器官。同时，由于上肢、上体的活动，能使更多含氧的血液供给大脑，使人顿时感到清醒舒适。

人体解剖学、生理学告诉我们，人脑的重量虽然只占全身体重的1/50，但脑的耗氧量却占全身耗氧量的1/4。人类由于直立行走等因素，身体上部和大脑较易缺乏充分的血液和氧气的供应。久坐不动，加上大量用脑工作容易引起大脑缺血、缺氧，所以经常伸伸懒腰，活动四肢对消除疲劳是绝对有好处的。

此外，“人卧血归于肝”“人动则血流于诸经”，经过伸懒腰，血液循环加快，全身肌肉关节得到了活动，睡意皆无，头脑清醒，同时激发了肝脏功能，符合春季养肝之道。

所以，不管是睡醒之时，还是觉得疲乏的时候，铁路离退休职工不妨有意识地多伸伸懒腰。

春季养护必知 6 要点

一年之计在于春。春季春暖花开，万物生发，但春季乍暖

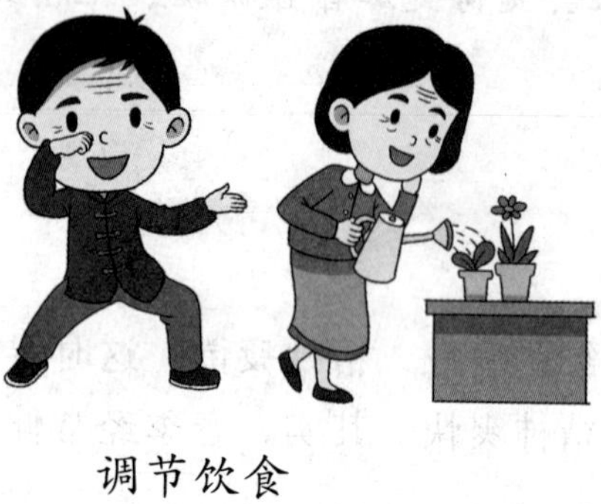

还寒，风多风大，昼夜温差悬殊。春季养生一定要掌握这些特点，顺应春令舒畅生发之气，从饮食、起居各方面加以调适。专家提醒，铁路离退休职工春季养护须知以下 6 要点。

调节饮食

春天新陈代谢旺盛，饮食宜甘而温，富含营养，以健脾扶阳为食养原则，忌过于酸涩，宜清淡可口，忌油腻生冷，尤不宜多进大辛大热之品，如参、茸、烈酒等，以免助热生火。春天宜多吃含蛋白质、矿物质、维生素丰富的食物，特别是各种绿色蔬菜。

运动锻炼

春天空气清新，这种环境最有利于人体吐故纳新，充养脏

脏。春天多锻炼可增强免疫力与抗病能力。

晚睡早起

春天的正常睡眠应是“夜卧早起”。专家指出，春天人要适应自然界的变化，要适当晚睡早起，到户外散步，悠然自得地舒展肢体，使精神活动寄托于大自然之中。

防风御寒

春天要特别注意防风御寒，养阳敛阴。根据初春天气乍寒乍暖、一日三变的特点，衣服不可骤减，注意防风御寒，否则很容易受寒伤肺，引发呼吸系统疾病。

调养精神

春天阳光明媚，风和日丽，精神调养应做到疏泄条达，心胸开阔，情绪乐观，戒郁怒以养性。假日去踏青问柳，游山戏水，陶冶性情，会使气血通畅，精神旺盛。

保健防病

春天温暖多风，最适合细菌、病毒等繁殖传播，易发生流感、肺炎、支气管炎、流行性脑脊髓膜炎、猩红热、腮腺炎及病毒性心肌炎等疾病。所以一定要讲卫生，勤洗晒衣被，除虫害，开窗通风，提高防御能力。

温馨小贴士

早春时节忽冷忽热，乍暖还寒，体质不好的人更要注意防寒保暖。特别是心脑血管疾病、糖尿病患者，更应根据气候变化调整衣着，以防中风、急性心肌梗死的发生。

铁路离退休职工夏季养护

夏季养生重在养心

夏季是天之阳气与地之阴气交合之时，自然界呈现一派繁荣景象，而中医认为，人体五脏之中，心与夏季相同，也就是说夏季的气候特点有益于心的生理功能，并可保证其正常发挥。因此，夏季养生重在养心。

养心宜饮食清淡

夏天，天气比较炎热，心火较旺，应以清淡饮食为主，少吃上火的食物。清淡饮食能清热、防暑、敛汗、补液，还能增进食欲。夏季要多吃蔬菜和水果，其含有丰富的水分和微量元素，比如黄瓜、苦瓜、冬瓜、西瓜、桃子等都是不错的选择。

养心宜平心静气

炎热的夏季最容易干扰心神，使心神烦乱，总觉得心里不得安宁，而心烦就会使心跳加快，心跳加快就会加重心脏的负担，诱发疾病。因此，夏季养心先要做到平心静气，避免焦虑、紧张、暴怒等不良情绪。

养心宜放慢生活

炎热的天气促使血液循环加速，心脏容易负担过重，所以夏天要放慢生活节奏，使心跳减慢、呼吸频率降低，生命活动的节奏慢下来，心脏才能得到休息。

养心宜少汗

夏天出汗多，汗为心之液，血汗同源，汗多伤心之阴阳。夏季温度高，体表的血量分布多，容易导致人出现心脑缺血的症状。所以，多乘凉，以减少出汗量。

养心宜午睡

午时是指 11 时 ~13 时，此时心经当令，是养心的关键时刻，最好的做法是小睡片刻。专家指出，午睡不但有利于补足睡眠，而且能够改善冠脉血供，减少冠心病、心绞痛及心肌梗死的发病机会。

夏季饮食适当吃点“苦”

盛夏酷暑，气候炎热，往往使人精神不振、倦怠乏力，此时若吃点苦味食物，不仅有消暑作用，对健康更是大有好处。

中医认为，夏令暑盛湿重，既伤肾气又困脾胃。而苦味食物有补气固肾、健脾燥湿的作用，可达到平衡机体功能的目的。现代科学研究也证实，苦味食品多含有生物碱、氨基酸、苦味素、维生素及矿物质等人体十分需要的物质，且具有抗菌消炎、解热去暑、提神除烦、健胃等功用。因此，夏季日常饮食中铁路离退休职工不妨适当吃点以下几种苦味食物。

苦瓜

苦瓜性寒味苦，有降邪热、解疲乏、清心明目、益气壮阳之功。鲜苦瓜泡茶饮，对中暑发热有一定疗效。现代医学发现苦瓜内有一种活性蛋白质，能有效地促进体内免疫细胞杀灭癌细胞，具有一定的抗癌作用。此外，它含有类似胰岛素的物质，有显著降血糖的作用。

苦菜

苦菜含有丰富的维生素、矿物质、甘露醇、胆碱、酒石酸等多种成分，有清热、凉血、解毒等功效，对金黄色葡萄球菌、绿脓杆菌和大肠杆菌有较强的抑制作用。

芹菜

芹菜性味甘苦，微寒，具有清热利湿、平肝凉血的作用。经常食用，对咳嗽多痰、牙痛、眼肿者有较好的辅助疗效。芹菜还具有降低胆固醇和血压的作用。用鲜芹菜加水煎剂，或用鲜芹菜以开水烫后绞取其汁，食用后对高血压、冠状动脉硬化等心血管疾病有明显疗效。

莴笋

莴笋性味苦甘，微寒，具有开通疏利、消积下气，利尿通乳，强壮机体，宽肠通便的功效。

苦丁茶

苦丁茶具有清热解毒、杀菌消炎、止咳化痰、健胃消积、提神醒脑、明目益思、减肥防癌、抗辐射、活血脉、降血脂、降低胆固醇等功效，为凉肝散血、止痛消炎良药。

温馨小贴士

啤酒也是苦味食品的一种，因富含二氧化碳，人喝了以后体内的高热量便会随之散发出来，从而起到消暑解渴的作用。所以夏季适量喝点啤酒是不错的选择。

夏季防“湿”很重要

夏季的主要特点是气温高、降水多，人们常感到湿热难耐。然而，大多数人在防暑降温的同时，却忽视了防“湿”。健康专家称，夏季较高的湿度对人体健康也有很大的负面影响。

夏季潮湿的显著特点是高温高湿、湿热交加。在这种环境下，人体难以通过水分蒸发来保持热量的平衡，于是就出现体温调节障碍，常常出现胸闷、心悸、精神不振、全身乏力等症状。

此外，夏季如涉水淋雨、久卧湿地或居室潮湿，容易导致下肢溃疡、湿性脚气病等。“湿邪”侵入关节，还会导致风湿或类风湿性关节炎，表现为关节疼痛、伸屈不利、肌肤麻木等症状。所以，夏季铁路离退休职工除了防暑外，也要注意防“湿”。

专家建议，夏季可以多吃些消热利湿的食物，使得体内湿热之邪从小便排出，这些食物有绿豆粥、荷叶粥、红豆粥等。夏季阴雨季节或雾天要少开窗户，避免湿气进入。而当室外艳阳高照时，要开窗通风。可利用空调的抽湿功能，将室内湿度控制在60%之内。

温馨小贴士

雨天要及时避雨，万一涉水淋雨，回家后可喝姜糖水，如有头重、身热等症状，可服用藿香正气丸等药物；衣服汗湿后，要及时洗澡更衣。

夏季过于贪凉不利健康

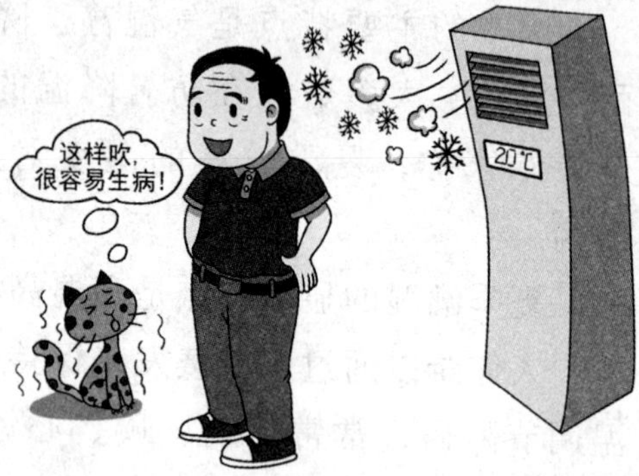

进入夏季以后，因气温高、湿度大，体内的水分难以蒸发，人们常感到炎热难耐，于是很多人想尽办法避暑贪凉。其实，过于贪凉并不好，也极易招致疾病。健康专家提醒，夏季消暑时，切忌图一时之快，过于贪凉。

不宜多吃冷食

在炎热的夏季，如果胃肠受到大量冷食的刺激，会加快蠕动，缩短食物在小肠里的停留时间，影响人体对食物营养的吸收。同时，由于夏季气温高，体内热量不易散发，胃肠内的温度也较高，如果骤然受冷刺激，可导致胃肠痉挛，引起腹痛。

不宜夜晚露宿

盛夏时节，身上的汗腺不断向外分泌汗液，以散发体内的热量，睡着后，机体处于放松状态，抵抗力暂时下降。此时如果正值夜晚，气温下降，再遇冷风袭来，露水加身，容易导致头痛、腹痛、关节不适，并引起消化不良和腹泻。

不宜长时间吹电扇

电扇吹得过久会破坏出汗的均衡状态，使人感到头痛、头昏、腿酸手软、全身不适，严重者还可能诱发其他疾病。盛夏之夜开着电扇入睡，更容易着凉。

不宜常呆在空调房

有人贪图空调房里的凉爽，天一热就躲在里面不出来，长时间在空调房里不出汗，寒气太盛更伤身。而且空调房和室外温差巨大，是引发“热伤风”的罪魁祸首。

不宜冲冷水澡

很多人外出归来为尽快消汗除热，往往喜欢冲冷水澡，殊不知，这样做会使全身毛孔迅速闭合，使热量不能散发而滞留体内，引起高热，还会因脑部毛细血管迅速收缩而引起供血不足，使人头晕目眩，严重者还可引起休克。

温馨小贴士

夏季，喝冷饮、吹电扇、吹空调是不可避免的，但必须要有度，如果不加以控制，势必会对人体健康造成较大的危害。

夏季养护必知 6 要点

专家提醒，夏季养生要注意以下 6 要点。

膳食要素净

夏季胃肠消化功能较弱，饮食应以健脾、消暑、化津为主，如多吃些薏米、绿豆、豆腐、鲫鱼、西瓜、南瓜和苦瓜等食物，不吃难以消化、过于肥腻及辛辣刺激的食物，以便减轻肠胃的负担。

瓜果要卫生

新鲜的瓜果，富含水溶性维生素和微量元素，对维持体液酸碱平衡有很大作用。要注意食用前洗净或削去外皮。

起居要规律

夏季，生活一定要有规律。建议每晚在 11 点之前入睡，以便零点可以进入深睡眠状态，达到恢复体力的目的。

午睡要稍短

夏季昼长夜短，气温高，人的消耗也大，容易使人疲劳。中午睡上 1 小时，可使大脑和身体各器官都得到放松，有利于继续工作和学习。但午睡时间不宜过长，一般以 1 小时左右为宜。

运动要补水

夏季运动会大量出汗，此时必须及时补充水分，最好是淡盐水或矿物质饮料，以保持正常的机体代谢平衡。但不宜快速大量饮水，更不能运动后立即进食冷饮。

精神要调养

夏季人们易心情烦躁、发脾气，甚至与他人发生口角，所以应调节情绪，做到神清气和，心胸宽广，精神饱满，即所谓“心静神自安”“心静自然凉”，以健康愉快地度过夏季。

温馨小贴士

夏季着装应以轻、薄、柔软为好，并且选择浅颜色的衣服，这样穿着才舒适且凉爽，才能消除暑气。

铁路离退休职工秋季养护

秋季养生重在养肺

秋天，夏季酷热暑湿之气渐去，气温渐凉，昼夜温差变大，空气中水汽锐减，出现秋凉干燥的气候。此时，肺脏的呼吸功能负担加重，稍有不慎，便会感冒、咳嗽，哮喘病、支气管炎也经常在秋季复发。为此，秋季养生重在养肺。

养肺宜滋阴清燥

秋季燥邪为盛，最易伤及肺阴。因此，饮食上应多吃防燥、滋阴、润肺的食物，如核桃、芝麻、梨、蜂蜜、银耳等，以起到滋阴润肺的作用。

养肺宜补水

干燥的秋季使人的皮肤日蒸发的水分在600毫升以上，所以秋季补水养肺是很重要的。饮水要合理，以多次少饮为宜。

养肺宜常笑

中医认为，笑能宣发肺气，调节人体气机的升降，可以驱除抑郁，消除疲劳，解除胸闷。常常开怀大笑，既能使肺吸入足量的自然“清气”，呼出“废气”，又能加快体内的血液循环，从而使心肺气血调和。

养肺宜开窗通风

秋季气温下降，不少家庭关门闭窗以保室内温度，这样做会使室内污染严重，造成上呼吸道疾病。因此，天凉也要多开窗通风，保持室内空气清新。不要在居室内吸烟，以减少污染，防止呼吸系统疾病的发生。

“秋冻”并非人人适宜

“秋冻”是古今养生学说都十分强调的养生之道。所谓“秋冻”，就是说秋凉时不要马上增添衣服，要有意识地让身体“冻一冻”。

如今“秋冻”已不限于“不马上添衣”，还包括进行耐寒健身锻炼，如在逆风中进行健身走路，接受冷空气的空气浴，提升鼻黏膜及皮肤的耐寒能力，加强肺脏的通气、换气功能。

健康专家表示，“秋冻”有益身体健康，一方面顺应了秋天阴精内蓄、阳气内收的特点；另一方面可以使身体逐渐适应寒冷的气候环境，锻炼自己的御寒能力，

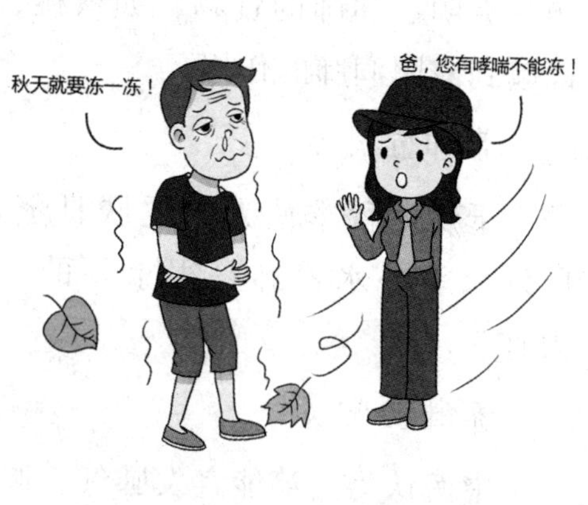

增强身体的抵抗力。但是需要注意的是，并非人人都适宜“秋冻”。

人到了一定年纪，身体机能减退，阳气相比年轻人明显不足，自身御寒能力差。秋季天气转凉，皮肤和皮下组织血管收缩，周围血管阻力增大，血压升高，也促进了血栓的形成。寒冷还会引起冠状动脉痉挛，影响心脏血液的供应，从而诱发心绞痛或心肌梗死。

因此，患有哮喘、高血压、冠心病的人不宜“秋冻”，有心肌梗死、脑卒中病史的人更不宜“秋冻”。相反，这些人应该及时增添衣服，尽可能做好保暖措施，以应对秋天变化多端的温差、风速、大气压等气候因素对身体的负面影响。

应对“秋乏”有妙招

秋天，很多人会感到四肢无力，昏昏欲睡，做什么事都没有精神，全身感觉懒懒的。其实这就是秋乏的表现。秋高气爽的舒适天气，为什么会出现“秋乏”呢？

专家表示，人体在夏季大量出汗、食欲不振、睡眠相对不足，因而体能及营养素消耗过大，形成生理“负债”现象。而入秋之后出现“秋乏”，其实是机体为补偿夏季的过度消耗而产生的一种保护性反应，是一种正常的生理现象。如果出现“秋乏”的现象，可以通过以下方法来缓解。

加强营养

饮食上要加强营养，让秋季的膳食去补偿“夏耗”。即增加蛋白质的摄入量；多吃些蔬菜水果，以补充维生素、矿物质、纤维素；多吃些防燥润肺的食物，如芝麻、核桃、蜂蜜等。

劳逸结合

注意劳逸结合，保证充足的睡眠，早睡早起，规律生活。早睡以顺应“阳气之收”，早起以使肺气得到舒展。

积极锻炼

积极主动地进行体育锻炼，增强身体适应能力，让生理性休整在运动中顺利完成，为迎接严冬的到来做好准备。

养些花草

“秋乏”与人体缺氧有一定关系，因此，可以在室内种植一些能吸收二氧化碳等废气的花草。比如盆栽柑橘、吊兰、文竹和绿萝等。

温馨小贴士

如果“秋乏”症状持续半年以上不能缓解，甚至加重，并出现记忆力减退、头昏头重、失眠、肌肉关节疼痛、情绪低落等症状，可能是某些疾病的先兆，要及时就医。

秋季要注意养护脾胃

入秋以后，气候渐凉，是胃病的多发与复发季节。健康专家提醒，胃肠道对寒冷的刺激非常敏感，如果防护不当，不注意饮食和生活规律，就会引发胃肠道疾病而出现反酸、腹胀、腹泻、腹痛等症。那么，铁路离退休职工秋季怎样养护脾胃呢？

饮食调养

脾胃不好的人秋季饮食应以温、软、淡、素、鲜为宜，做到定时定量，少食多餐，使胃中经常有食物和胃酸进行中和，从而防止侵蚀胃黏膜和溃疡面而加重病情。

忌嘴保养

脾胃不好的人要注意忌嘴，不吃过冷、过烫、过硬、过辣、过粘的食物，更忌暴饮暴食，应戒烟禁酒。另外，服药时应注意服用方法，最好饭后服用，以防刺激胃黏膜而导致病情恶化。

注意保暖

秋凉之后，昼夜温差变化大，要特别注意胃部的保暖，适时增添衣服，夜晚睡觉盖好被褥，以防腹部着凉而引发胃痛或加重旧病。

平心静养

专家认为，胃病、十二指肠溃疡等症的发生与发展，与人的情绪、心态密切相关。因此，要讲究心理卫生，保持精神愉快和情绪稳定。避免紧张、焦虑、恼怒等不良情绪的刺激。同时，注意劳逸结合，防止过度疲劳而使胃病复发。

秋季要慎防3种疾病

秋季气温转低，昼夜温差大，是一个多发病的季节。因此，铁路离退休职工在注意保暖的同时，也要预防秋季常见病。

腹泻

秋季为腹泻的高发季节。研究表明，秋季腹泻大多数是病毒污染所致，与一般饮食不洁引起的肠炎不同。经过炎夏的消耗，入秋后，人体的消化功能逐渐下降，肠道抗病能力也减弱，稍有不慎，就可能发生腹泻。

预防措施：

◎防止着凉，尤其是要防止疲劳后着凉，因为疲劳使身体免疫力下降，病毒容易乘虚而入。

◎注意保暖之外，应当进行体育锻炼，改善胃肠道的血液循环，减少发病机会。

◎注意膳食合理，少吃多餐，定时定量，戒烟限酒，以增强胃肠的适应力。

◎秋后要格外注意饮食卫生，养成良好的卫生习惯。

呼吸道疾病

秋季由于天气干燥的缘故，导致呼吸道致病性微生物异常活跃。随之而来的便是发热伴呼吸道症状患者增多，再加上呼吸道疾病传染性很强，其发病率占传染病之首位。

预防措施：

◎保持室内空气清新，要常开门窗通风。

◎用凉水洗脸，循序渐进地增强抗寒能力，减少支气管炎、慢性气管炎、风湿病等慢性病发病。

◎早晚冷的时候也要注意增添衣服，以免受凉。

◎戒烟。因为吸烟是引发慢性阻塞性肺疾病的重要因素。

感冒

初秋时节，早晚温差较大，这是秋季感冒的主要诱因。若不小心受凉，身体的抵抗力就会大大下降，致使病菌病毒长驱直入，从而导致感冒等疾病。

预防措施：

◎多吃富含维生素C的蔬菜水果，保证足够的营养，以增强自身免疫力。

◎夜晚入睡时，一定要盖上被单、毛巾被之类的被褥抵御夜凉侵袭。

◎平时注意劳逸结合，多饮白开水，以有效抵御病毒的入侵。

◎在感冒流行季节，房间的空气要流通或服一些抗病毒的药物。

◎加强锻炼：注意日常锻炼，提高身体的免疫力和抵抗力。

温馨小贴士

秋天气候干燥，如果水喝得不够、蔬菜水果吃得少、洗澡次数过勤、喜欢用碱性肥皂，那么很容易发生皮肤瘙痒症。因此，铁路离退休职工秋季也要注意预防皮肤瘙痒。

铁路离退休职工冬季养护

冬季养生重在养肾

冬天，大地收藏，万物皆伏，肾气内应主藏，养生应以养肾为主。再者，冬季肾脏机能正常，可调节肌体适应严冬的变化，否则会使新陈代谢失调而引发疾病。所以，冬季注意对肾脏的保养是十分重要的。

养肾宜正确饮食

日常饮食中，补肾的食物有很多，比如黑芝麻、黑木耳、黑米、黑豆等黑色食物。此外，羊肉、韭菜、虾等也有补肾养肾的作用。

养肾宜睡眠充足

充足的睡眠对于气血的生化、肾精的保养起着重要作用。平时不要过度熬夜，养成良好的作息习惯，早睡晚起，这都有利于肾精的养护。

养肾宜先护足

肾经起于足底，足部保暖是养肾的一种方法。尤其冬季要特别注意保暖脚部，睡觉时不要将双脚裸露在被子外面；不要赤脚在地板上行走；尽量选择保暖的家居鞋；睡前应多用热水泡脚。

养肾宜及时小便

如果有了尿意，一定要及时如厕，将小便排干净。否则，积存的小便会成为水浊之气，侵害肾脏。

养肾宜大便通畅

大便不畅，宿便停积，浊气上攻，不仅使人心烦气躁，胸闷气促，而且会伤及肾脏，导致腰酸疲惫、恶心呕吐。因此，平时可多吃些润肠食物，保持大便通畅，并养成每天排便的好习惯。

冬季多吃御寒食物

在寒冷的冬季，御寒是健康顺利地度过冬天的头等大事。多吃一些有御寒作用的食物，能够增强身体的御寒能力，减少疾病的发生。为此，专家推荐了以下几种御寒食物。

羊肉

羊肉性热味甘，含有丰富的脂肪、蛋白质、钙、磷、铁等营养素。羊肉有暖中补虚、开胃健脾、益肾养肝、御寒祛湿之功效，是冬季御寒和进补的佳品。

牛肉

牛肉性温热，味甘，具有健脾胃、益气血、强筋骨、消积滞等功效，对腰膝酸软、筋骨不健有很好的食疗作用。冬季多吃牛肉有助于御寒。

萝卜

萝卜具有清热生津、凉血止血、下气宽中、消食化滞、开胃健脾、顺气化痰的功效。其含水量较高，约为94%，热量较低，其中膳食纤维、钙、磷、铁、钾等矿物质、维生素C和叶酸的含量较高，是冬天通过食物补充水分的很好来源。

生姜

生姜性微温，味辛，有温肺暖胃的作用。姜含姜辣素，能够刺激中枢神经反射，引起血管扩张和中枢神经兴奋，促进血液循环，使周身产生温热感，起祛风散寒的作用。

葱白

葱白性温，味辛。葱白含挥发油，具有发汗、解表、消肿等功效，对风寒感冒有显著的预防和治疗作用。葱白和羊肉配菜，是冬季滋补御寒的一道佳肴。

大蒜

大蒜性温，味辛辣，具有消炎、杀菌、利尿、降压、祛痰等功效。冬季多吃大蒜有很好的进补保健作用。大蒜能够降脂抗凝，因此能防止脑血栓的形成，能预防心肌梗死。

冬季保暖要保4暖

冬季气候寒冷，如果受到寒邪侵袭，就容易生病或者导致旧病复发，因此防寒保暖是每个人的必修课。尤其是老年人，身体素质差，更需要保暖。不过保暖也有讲究，以头、腹、背、脚为首要。因此，专家提醒，冬季保暖必须保4暖。

头暖

试验结果表明，气温5℃静止状态而不戴帽子的人，从头部散发的热量占人体总热量的1/3；在0℃时为1/2；0℃以下时为3/4。此外，头部暴露受寒冷刺激，血管会收缩，头部肌肉会紧张，易引起头痛、感冒，甚至会造成胃肠不适等。可见头部保暖非常重要。

腹暖

腹部受寒之后，易折伤体内阳气，从而引发心脏病的发作。此外，还可以诱发胃肠病，所以，腹部保暖也是不容忽视的环节。

背暖

寒冷的刺激可通过背部的穴位影响局部肌肉或传入内脏，危害健康。除了引起腰酸背痛外，背部受凉还可通过颈椎、腰椎影响上下肢肌肉及关节、内脏，引发各种不适。

脚暖

寒从脚下起，脚离心脏最远，血液供应慢而少，皮下脂肪层较薄，保暖性较差，一旦受寒，会反射性地引起呼吸道黏膜毛细血管收缩，使抗病能力下降，导致上呼吸道感染，因此，脚部保暖必须重视。

冬季要注意保护皮肤

冬季天气变得干燥，皮肤容易缺失水分，再加上老年人皮肤逐渐衰老，皮脂分泌减少，所以很容易引起皮肤干燥和瘙痒症。因此，铁路离退休职工在冬季要注意保养皮肤。

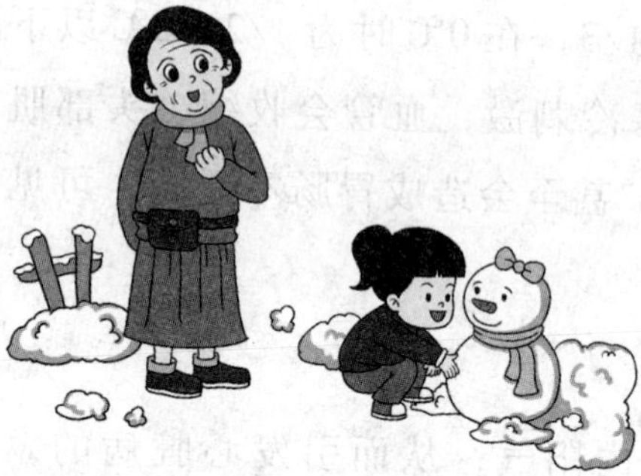

科学洗浴

冬季洗浴有 4 忌：忌太勤、忌水过烫、忌揉搓过重、忌肥皂碱性太强，否则，极易破坏皮肤表层原本不多的皮脂，让皮肤变得更为干燥，因而也更易发痒、皲裂。

保温防冻

老年人皮下脂肪减少，皮肤抵抗力差，要防止受凉和碰伤、摔伤。尤其要注意手部、头部、颈部、脚部的防寒保温，可围围巾，戴手套、耳套，穿棉鞋来御暖。

穿着宜柔和

冬寒穿衣较多，如不注意穿着，更易感觉皮肤瘙痒。这是由于身体与衣服、衣服与衣服间不断发生摩擦产生静电，静电刺激皮肤所致。因而，冬季应尽可能选用纯棉、真丝等不易产生静电的衣物，不要贴身穿化纤或毛织品衣料。

减少刺激

注意减少对皮肤的刺激。如尽量少吃辣椒、葱、蒜、芥末等，戒烟限酒。

进行皮肤锻炼

加强皮肤的锻炼，增强皮肤的适应能力，以适应寒冷的环境。可进行冷水浴、空气浴、日光浴、按摩等，或者坚持洗冷水脸，用冷水擦身。

温馨小贴士

当人体缺乏维生素 A 时，皮肤会变得干燥，有鳞屑出现，甚至使皮肤出现棘状丘疹，因而冬季宜多吃些富含维生素 A 的食物，如猪肝、禽蛋、鱼肝油等。

冬季进补大有学问

冬季是一年中最寒冷的季节，万物处于封藏休眠状态，是一年之中最适合饮食调理与进补的时节。传统中医学也认为，寒为阴邪，冬季人体受外界影响，阴气也相应增加，伤及人体的阳气。此时人体为抵御严寒，需要储存更多的能量和营养物质，因此冬季到来时，营养物质在体内也最易吸收和储存。

不过，健康专家也提醒，冬季进补有讲究，如果不针对个人体质滥补一通，非但达不到预期目的，反而会给身体带来不利影响。因此铁路离退休职工在进补时要注意以下几点。

冬季进补宜温补

冬季进补有的人买一大堆人参、冬虫夏草，给自己大补特补，结果补出口鼻干燥、鼻出血、喉咙痛等问题。进补要温补，可以把黄芪、党参、牛肉、母鸡、红枣、桂圆等食物做成美食，在满足食欲的同时滋补身体。

不宜过度补脂肪

冬季人们的活动减少，代谢也较其他季节缓慢，身体本来就容易聚集脂肪，因此不应专门服用高蛋白类和高脂肪类的补品，应该尽量追求清淡的饮食。脂肪肝、血脂高、体重超重者更应如此。

进补前先引补

为防止进补后出现不耐受反应，最好先作引补，如用芡实、红枣、花生加红糖炖服；或服生姜羊肉大枣汤，以调整好脾胃功能。引补后再吃滋补品，这样不但可以增加滋补效力，而且不会发生虚不受补的情况。

进补应平衡

冬季进补可平衡阴阳，但进食过多高热量的食物也会导致胃肺火盛，表现为上呼吸道、扁桃腺、口腔黏膜炎症或出现便秘、痔疮等。因此，进补的时候尤其要注意是否符合进补的条件，虚则补，不虚则正常饮食就可以了。

温馨小贴士

冬季常喝热气腾腾的汤，既暖身又进补，还补水。比如萝卜羊肉汤、海带汤、骨头汤、鲜鱼汤等都是不错的选择。

第六章

调整心态：享受离退休后的生活

“宠辱不惊，看庭前花开花落；去留无意，望天空云卷云舒。”得之不喜、失之不忧、宠辱不惊、去留无意。铁路离退休职工要调整好心态，管好情绪，知足常乐，健康幸福地享受离退休后的生活。

调整心态，坦然面对离退休生活

做好准备，适应离退休后的变化

尽管人人都知道，年龄到了就要退休，但真正到了这一天，由于角色变了、环境变了、生活节奏变了，有的人会很不适应，甚至因此产生一些心理疾病。专家提醒，铁路离退休职工要提前做好心理准备，以适应各种变化，那么，怎样去适应离退休后的变化呢？

有自己的空间

铁路离退休职工要有一个自己的“窝”，最好是与儿女为邻，即人们常说的“一碗汤距离”，既可相互关照，又有自己的空间，进退自如。

多与人交往

开展适度的人际交往活动，可以请老同事、老朋友来自己家聚餐或走出去与老朋友聚会，用来填补因不再正式参加工作而带来的心里空虚感。

不断学习

铁路离退休职工应该保持“活到老，学到老”的精神，有条件的话可以去老年大学，选学一两门自己喜欢的课程，这一来能丰富生活，二来还可以认识一些与自己兴趣爱好相同的朋友。

适当用脑

铁路离退休职工要适当用脑，坚持读书看报，保持思维的灵活性，培养广泛的生活情趣，使自己的生活充实、丰富，提高适应性。

增进感情

退休前，夫妻、子女都各忙各的工作，很少有时间聚在一起。退休后，铁路离退休职工可以适当多做些家务，以增进夫妻感情；多与子女来往，力所能及地帮助子女带带孩子，以增进与儿孙之间的感情。

温馨小贴士

铁路离退休职工要尽可能保持个人原来的习惯和爱好，不要一下子和过去的习惯和爱好告别，否则对身心健康极为不利。

放松身心，消除离退休后的焦虑情绪

有些离退休人员从工作岗位上下来后，不能快速适应退休后的生活，常常心烦意乱、坐卧不安，甚至为一点小事提心吊胆、紧张恐惧。这种现象在心理学上称为焦虑，严重者称为焦虑症。

长期的焦虑会导致身体机能下降，还可能引发或加重某种疾病，加速身体的衰老速度。那么，铁路离退休职工如何消除离退休后的焦虑情绪呢？

自我疏导

当出现焦虑时，首先要意识到这是焦虑心理，要正视它，不要用自认为合理的其他理由来掩饰它的存在。其次要树立起消除焦虑心理的信心，充分调动主观能动性，运用注意力转移的方法，及时消除焦虑。

自我放松

当感到焦虑不安时，可以运用自我意识放松的方法来进行调节。具体地说，就是有意识地在行为上表现得快活、轻松和自信。

比如，可以端坐不动，闭上双眼，然后开始向自己下达指令：头部放松、颈部放松，直至四肢、手指、脚趾放松。运用意识的力量使自己全身放松，处在一个松和静的状态中，随着周身的放松，焦虑心理可以慢慢平缓下来。

自我调适

不要总是让自己的情绪集中在让你精神焦虑的事情上，试着把自己的注意力转移到新的事物上，这种新的心理体验就有可能缓解甚至取代焦虑心理。

药物治疗

如果焦虑过于严重，还可以遵照医嘱，选服一些抗焦虑的药物，但最主要的还是要靠心理调节。也可以通过心理咨询来寻求他人的开导，以求尽快康复。

温馨小贴士

衰老是不以人的意志为转移的客观规律，离退休也是人生必须经历的过程，铁路离退休职工要在心理上认识和接受这个现实。

努力克服离退休后的失落感

由于一下子从繁忙的工作中解脱出来，没有了往日的压力和忙碌，没有了与同事之间的交流，很多铁路离退休职工性格大变，原来情绪乐观一下子变得畏畏缩缩、闷闷不乐、吃不好、睡不好，心里好像失去了什么。其实，这是一种心病，心理学上叫做“心理失落感”。

铁路离退休职工如果摆脱不了这种失落感，极易产生心理疾病以及身体疾病。那么，如何克服离退休后的失落感呢？

保持积极乐观

认识到离退休是人生的一个新的起点，自己应该努力适应新的生活，要避免总是沉浸在消极、悲观、伤感的不良情绪之中。

生活有规律

有规律的生活对人的身心健康十分重要，铁路离退休职工更不例外，要给自己制订一个切实可行的作息时间表，按时活动，按时学习，读书看报，井井有条，这样可消除失落感和孤独感。

积极参加活动

离退休后虽然离开了工作单位，但是还应该积极关心原单位的发展，经常参加原单位组织的各种集体活动，积极参加社区组织的各种工作。

制订一份计划

根据自己的健康状况和兴趣爱好，制订一份计划。比如写出一年大概要办的几件事，按照计划，一步一个脚印地去实现它。定时回顾一下，哪些做到了，哪些还没有完成，让生活过得有滋有味、丰富多彩。

寻求帮助

在情绪低落时，应找自己的知心朋友、亲属谈心，或找心理医生咨询。通过与他们交谈，可以排除心中苦闷，减轻失落感及孤独感，调节情绪，顺利地度过这一阶段。

科学应对离退休后的抑郁

随着各方面机能的衰退，身体状况大不如前，一些铁路离退休职工觉得自己做什么事都有心无力，未来没有什么希望，再加上平时与人接触少，与子女感情交流少，精神上空虚，于是变得性格内向，闭门不出，寡言少语，心胸狭窄，久而久之易发生抑郁。

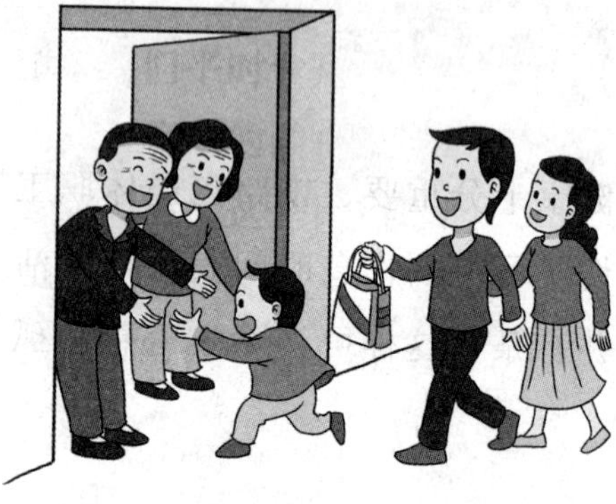

陷入抑郁情绪的人，往往情绪低落、萎靡不振，对生活失去兴趣，甚至有自杀倾向。短暂的抑郁会使内分泌功能紊乱，长期的抑郁情绪则会导致免疫系统功能低下，诱发多种疾病。

那么，铁路离退休职工怎么做才能摆脱抑郁的困扰呢？

和人相处

抑郁时，我们常常希望独处，认为自己能够得到休息，但这只是一种逃避生活的方式，经常独处反而会加重原有的抑郁情绪。所以抑郁的人，要多和人交流，多出去散散心。

清理房间

人在抑郁时，往往积累了很多负面情绪，如果陷入其中就会让人越来越封闭。如果不愿意与他人诉说，不妨动手清理一下房间，将一些不需要的东西果断扔掉，这有助于释放情绪，告别抑郁。

制造快乐

多看看喜剧、笑话，尽管它们很无聊，但都是开心、快乐的发源地。给自己没心没肺、畅怀大笑的机会，情绪上的灰暗也会悄然远去。

不要自责

自责是抑郁者消极情绪的主要来源。遇事要理性地分析导致这件事发生的客观原因，而不是一味地责怪自己。

感恩珍惜

大多数抑郁症患者都觉得自己一无所有，生命黯淡无光。其实，只要你开始感恩你所拥有的，你就能慢慢发现生活中的美好，生命的宝贵。

铁路离退休职工切不可自闭

人到老年，身体技能逐渐减弱，视听活动功能相应的下降，再加上离退休造成的心理障碍，很多铁路离退休职工便以自己身体不方便为借口，成天把自己关在家中，大门不出，二门不迈，几乎与外界隔绝，偶尔有外出的念头，也因自卑等心理作祟而往往作罢。

其实，这种看似“享福”的自我封闭，对人体健康是十分不利的。

首先，铁路离退休职工从工作岗位上退下来之后，心理或多或少总会有些不平衡，或者觉得无所适从，找不到自己的合适位置，心里倍感压抑。如果不与人沟通交流，一味地压抑自己，时间久了就容易形成易怒、暴躁、孤僻、多疑等不良性格，使身心健康受到损害。

其次，由于新陈代谢的作用，老年人随着年龄的增加，骨骼等会显得疏松干脆，人体器官也相应地趋于老化。如果铁路离退休职工减少了必要的锻炼，把自己封闭起来，那么风湿、头痛、胸闷等综合病症就会纷至沓来。

最后，铁路离退休职工生活工作了几十年，有着丰富的经验、知识或者一技之长，如果把自己封闭起来，那么与外界的接触机会就会越来越少，自己的专长也就没有了用武之地，从而产生“老了没有用了”的心理，失去生活的希望和意义。

因此，离退休后，铁路离退休职工要不断调整好自己的心态，不断地投身于健康的生活之中，多做些力所能及的事，不断实现人生价值，这样才不会把自己孤立起来，陷入自我封闭的怪圈。

预防离退休常见心理问题

离退休前，因上班有时间限制，饮食起居有规律，每天早出晚归、按部就班地工作，很多人已经形成了固定的生活模式。而一旦离退休，其生活诸方面发生了变化，许多铁路离退休职工在心理上难以适应这种变化，产生了不少心理障碍，影响身心的健康。

一般来说，铁路离退休职工容易出现以下常见心理问题，要注意预防。

烦躁

离退休后，由于社会角色的改变，加上生理上的老化，耐受力差，一些人遇到不顺心、不如意的事，就容易大动肝火，哪怕因一点小小的事，便可大发脾气，使得家庭气氛紧张无比。

多疑

多疑是离退休之人常见的心理障碍。有的人离退休后变得多疑起来，怀疑他人对自己不怀好意，怀疑自己患了某种严重的疾病，从而忧心忡忡、苦恼焦虑。

恋旧

离退休后，有的人思想跟不上时代的步伐，又因为社会和家庭地位的变化，处处感到“今不如昔”，于是只好从回忆往事中去寻找安慰，沉湎于过去不能自拔。

自卑

有些离退休人员从紧张的工作岗位上退下来，看到自己的子女和周围的人忙忙碌碌，而自己无所事事，觉得自己矮人一等，在生活中已无足轻重，从而产生自卑感。

恐惧

有些离退休之人面对疾病和死亡的威胁，由于病痛的折磨或受他人病痛的暗示，而产生恐惧心理，表现为担心患病后给子女带来负担、被人讨厌和冷落，得不到应有的照顾。

专家支招：远离离退休综合征

所谓的离退休综合征，是指职工由于离退休后不能适应新的社会角色、生活环境和生活方式的变化而产生的一种适应性的心理障碍。离退休综合征的主要表现为坐卧不安、行为重复、做事犹豫不决；注意力不能集中；性情变化大，偏执多疑、脾气暴躁；情绪抑郁，失眠、多梦、心悸；精神萎靡、感情淡漠等。

这会给铁路离退休职工的身心健康造成不良影响，进而引发其他疾病，甚至导致生活偏离常态。那么，铁路离退休职工如何才能远离离退休综合征呢？

做好准备

铁路离退休职工要在心理上及早做好离退休前的准备工

作，尤其是心理准备。安排好退休后的生活、充实退休内容等。一般早一至两年就要着手进行准备。

转移情绪

培养对生活的新乐趣，转移离退休后孤独忧郁情绪。可以根据自己的年龄、体质、兴趣、锻炼基础，每天坚持体育锻炼或练气功，坚持参加适当的体力活动与社会文娱活动。

发挥余热

有一技之长者，可联系一些需要自己技术特长的单位，以继续发挥自己的余热，做到“退而不休”，充实离退休后的生活，这样可以防止离退休后的适应不良。

运动健身

离退休后职工要想获得身心健康，必须克服心理老化和不爱活动的习惯，参加适合自己体力的活动。

及早就医

如心理障碍严重，应及时到心理咨询门诊就医，以顺利地度过离退休的初始阶段。

温馨小贴士

一般而言，事业心强、好胜而善争辩、严谨而偏激、固执的人患离退休综合征的概率比较高。因此这类人要积极预防离退休综合征。

管好情绪，快乐活到天年

管好情绪，切忌怒不可遏

发怒是养生保健之大忌。发怒时可造成心血管机能的紊乱，出现心律不齐、高血压和冠心病等症状，严重时还会导致脑血栓或心肌梗死。心理学家认为，动不动就大发雷霆的人只会越来越易怒，而过度的发怒将导致人体身心的疾病。

因此，铁路离退休职工要善于控制自己的情绪，不要动辄就怒不可遏。当要发怒时，不妨先想想其对自己的健康是极为不利的，然后再慢慢息怒。

转移情绪

当遇到令人生气的事时，最好尽快离开此事、此人、此地，或散步、听音乐、看书……以使自己的情绪转移而稳定下来。

适当宣泄

每个人都有一些不能表达的愤怒，要替这些情绪找到出口。体育锻炼是一种很好的释放方式：慢跑、打球、在没人的地方大喊大叫等都可以。

自我按摩

怒气会使你的颈部和肩部内的肌肉紧张，从而会引起头部不适。自我按摩头部或太阳穴 10 秒钟左右，有助于减少怒气，缓解肌肉紧张。

避免暴力

真诚表达你的愤怒，告诉别人是什么让你感到愤怒或受伤害，不要用暴力的方式。暴力只会带来更多的愤怒和伤害，无论是口头的还是躯体的攻击都不会熄灭怒火。

暂时回避

当有人有事使你生气时，你就有意识回避它，不去理睬它，来一点“他人气我我不气”的超然意境，摆脱困扰。

常存幽默，营造愉悦心境

生活中不能没有幽默。幽默具有神奇的魅力，它可以化烦恼为快乐，可以帮你从困境中轻松走出来，可以使你拥有更多的朋友，可以使你对自己充满信心。

心理学家认为：幽默不但能调节和保持心理健康，还可起到延年益寿的抗衰老的作用。究其原因，幽默能使紧张的心理放松，释放被压抑的情绪，摆脱窘困场面，和缓气氛，减轻焦虑和解忧，避免过强的刺激，从而起到心理保健的作用。

英国著名科学家法拉第由于长期从事紧张的研究工作，患有头痛、失眠等症，经过多年医治仍未见效。后来，他请了一位有名的医生。医生经过详细询问和检查，给他开了一张奇怪的处方——上面写的不是药名而是一句谚语：“一个小丑进城，胜过一打医生。”刚开始法拉第百思不解，后来逐渐悟出其中道理，决心不再打针吃药，而是经常到马戏团看小丑表演，每次都是大笑而归。从此他的紧张情绪逐渐松弛。不久，头痛、失眠的症状也消失了。

因此，铁路离退休职工在生活中要常存幽默。幽默虽然与人的秉性有关，但并非是与生俱来的天赋，完全可以通过后天培养获得。一个人要具备幽默的素质，就应该对事物持乐观态度，对人对事豁达大度，用一颗善良、宽容、慈爱、平静的心去观察事物，不断探索发现生活本身的幽默。

笑口常开，化解不良情绪

笑对身心均有良好影响，具有强身防病的功效。常常笑笑，心情舒畅，气血调和，就不易生病。笑也是一种运动，不仅面部肌肉得到运动，而且四肢、胸腹、心肺都得到锻炼。长寿者的共同特点就是情绪乐观、爱笑。

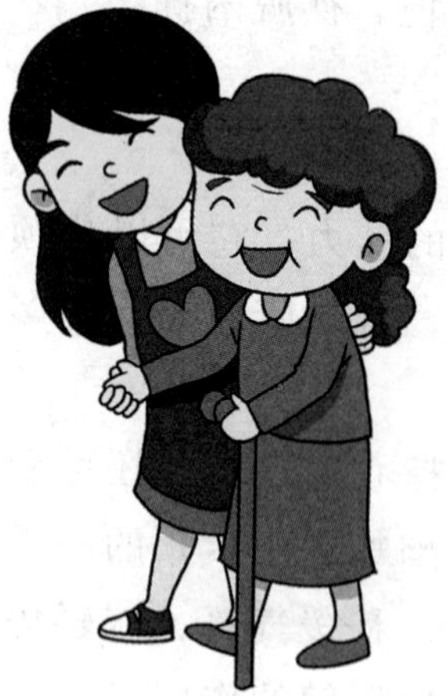

有些人离退休后性格大变，原来精力充沛、情绪乐观，一下子变得畏畏缩缩、闷闷不乐，不爱书画。离退休后，出现情绪上的波动是难免的，重要的是，铁路离退休职工要学会化解不良情绪，多想些美好的事情，让自己笑口常开。

善于发现快乐

要善于寻找和发现快乐。快乐不能仅靠别人的施舍，而要靠自己主动去获取。只要你留心了，那真的是处处有欢乐的事引发你笑。

多接触乐观的人

多接触一些乐观快乐的人，多和这些快乐的人在一起。常和他们在一起，不仅会受到欢乐的感染，而且还可以学会用积极乐观的方式来认识和解决问题。

多想开心的事

找个环境幽雅之处，静下心来专门去想那些开心的事，也可以自己突发奇想，假设出一些让人高兴的事，这样你就会情不自禁地笑出声来。

看看搞笑节目

看电视的过程中，选择那些搞笑的、幽默的、趣味的节目。他们的生动表演，不仅感染力强，而且诙谐风趣，经常会引得你捧腹大笑。

温馨小贴士

笑虽然有很多好处，但有些人却不可以大笑，比如患冠心病、高血压、脑血栓的人及术后不宜大笑，否则会带来不良后果。

积极乐观，让自己老有所为

积极进取可以抵抗一切不良情绪的侵袭。积极进取，老有所为，可以使人充分调动全身各个系统的生理功能，对学习充满乐趣，对生活充满希望，这对强身健脑有着良好的作用，有利于防病，永葆青春活力，健康长寿。

铁路离退休职工平时应保持积极乐观的情绪，让自己老有所为，要做到这点需要注意以下几点。

树立正确的价值观

树立正确的老年观、人生观和价值观，明确生活的目的和意义。离退休后离衰老死亡还有几十年的时间，如虚度光阴是非常可惜的。不妨抓紧时间，发挥自己的余热，继续为社会贡献自己的力量。

提高自信心

铁路离退休职工不要因为自己年老没有工作了而自卑，要看到自身的优势，充满信心，把自己的才华及经验贡献给社会，脚踏实地地付诸行动，并坚持下去。

发挥特长

许多离退休老年人在长期工作实践中积累了丰富的经验，一些人还有许多特长、兴趣与爱好。离退休后，时间较为充足，可以发挥自己的兴趣和特长，做些有意义的事。

注重精神生活

所谓老有所为，并不仅仅为了挣钱糊口，更重要的是为了摆脱自我封闭及单调的生活方式，走向社会，丰富生活内容，扩大人际交往，维护身心健康，使精神有所寄托。

充电学习

铁路离退休职工虽然有丰富的工作和生活经验，但如果离退休后停止学习，必然会跟不上时代的发展。因此，要结合自己的实际和社会需要，有针对性地加强学习，更新观念及知识。

专家教你如何释放坏情绪

在生活中，铁路离退休职工总会遇到这样或那样不顺心的事情，这些焦虑、急躁、愤怒的坏情绪如果不能及时发泄出来，就会影响身体健康，加快衰老的速度。因此，要学会释放坏情绪，调节自己的心情，保证自己的身心健康。

适当哭泣

压抑不良情绪更容易伤身，适当地发泄能够快速缓解不良情绪，哭是释放情感的最佳途径，大哭一场，能有效地释放怒气，可使心情平静。

运动宣泄

坏情绪一般是在受挫或情绪不佳时产生的，运动可以给坏情绪提供一个“宣泄口”，如跑步等体力消耗大的有氧运动，可通过运动排汗赶走负能量，以宣泄坏情绪。

另外，长期进行瑜伽、太极等安静、缓慢的体育运动，可以缓解过于激烈、冲动的内心，从而帮助人体调节神经活动、增强自控能力，稳定情绪。

享受美食

情绪不好的时候，不妨约上几个朋友，享受顿美餐。很多时候，吃会让人产生幸福感，把郁闷、不快的情绪变成食物上美味的调料，一起吃进去。

学会倾诉

把所有的抑郁埋藏在心底，只会令自己郁郁寡欢。不如把内心的烦恼告诉自己的知己好友，心情会顿感舒畅。

游览山水

外面的高山流水，还有绿树青草红花，都会伸出魔法之手，让你从坏心情中慢慢走出来。想不通的事情也许能想通，看不透的事情也许能曲径通幽，心胸也会变得豁达。

丰富生活，过好“第二人生”

多读书，升华思想内涵

有些铁路离退休职工从工作岗位上退下来之后，会觉得烦躁不安、心里空虚、郁闷无聊等，长期如此会给身心健康带来不利影响。心理专家提醒，有一种方法可以平息躁动不安的心灵，抚慰精神上的空虚，那就是读书。

书籍不仅是人类进步的阶梯，还会使你的生活变得愉快。正如高尔基所说：“读书越多，就和世界越接近，生活也越加光明和有意义。”

的确，阅读一些好的书籍的时候，你的思想会跟随文字跳跃、舞蹈，而且读书还可以抒发你的情怀、陶冶你的情操、抚慰你的心灵、增强你的文学艺术修养以及知识水平，可以使你的生活更充实、更丰富、更有意义。

此外，读书还有益于身体健康。研究发现，人在静中读书，心情平和，精神欢愉，体内各种激素分泌平衡，各种机能十分活跃，新陈代谢旺盛，内脏功能良好，从而使体内的精气不耗散，外邪无机可乘，这样一来疾病无处可生。

因此，铁路离退休职工平时不妨多读读书。那么，读哪些书更可以丰富生活，健康身心呢？

专家认为，铁路离退休职工可以读一些愉悦心灵的书籍，比如优美的散文、韵味十足的诗歌、情节生动的小说等，不要选择应付考试的教辅书籍，也不要为了附庸风雅读流行时尚而自己并不喜欢的书。

另外，读书的时候要用心投入、慢慢阅读。要知道，心态浮躁、一目十行的粗糙阅读，不会帮助你从文字中寻找美感和愉悦，也难以达到升华思想内涵的目的。

养花种草，丰富自己的生活

养花是一种乐趣，一种精神享受，一种制造美的过程。养花不仅可以美化居室环境，净化空气，还可以陶冶情操，愉悦心情，丰富自己的生活，防病健身。

铁路离退休职工离开工作岗位后，常常会觉得无所事事，生活没有什么乐趣，如果能把养花作为一种爱好，把养花作为生活中的一种需要，对其健康长寿非常有益。

首先，养花需要汗水浇灌，种籽、植苗、浇水、剪枝、施肥、培土、换盆、移栽，无一不要付出劳作与辛苦，养花过程中力所能及的劳动，是铁路离退休职工健康运动的补充，是铁路离退休职工休闲中的忙碌，静养生活中动与静的协调，有益于身心健康。

其次，养花需要科学知识，要求养花人具有一定的植物学、园艺学的专业知识，养花的实践催人学习。静观花卉的生长、发芽、枝繁叶茂至鲜花盛开，铁路离退休职工会有一定的成就感，会身心愉悦，把疲劳完全忘却，激起对生活的热爱。

再者，当铁路离退休职工心情烦躁、疲劳之时，抬头望见庭院里苍郁的松柏、万年青以及典雅的文竹、清幽的兰花和垂直绿化的牵牛花、爬山虎，将有助于消除眼睛的疲劳，保护视力，焕发精神。

此外，在居室养一些花草还能起到保健的作用。花卉在光合作用下吸收空气中的二氧化碳，释放出氧气，有的花还可以吸收空气中的有毒有害物质，清新空气。欣赏花卉的娇美，这是美的享受，使铁路离退休职工感到青春常在，精神焕发。

所以，在生活中铁路离退休职工不妨养些自己喜欢的花花草草。

培养爱好，提高生活情趣

很多人退休后总觉得无事可做，精神生活空虚、单调、寂寞、孤独。但是，兴趣广泛、精神生活丰富的老年人，则很快能适应退休后的生活。因此，铁路离退休职工应热爱生活，注意培养兴趣爱好，以陶冶情操，充实生活，使身心健康，延年益寿。

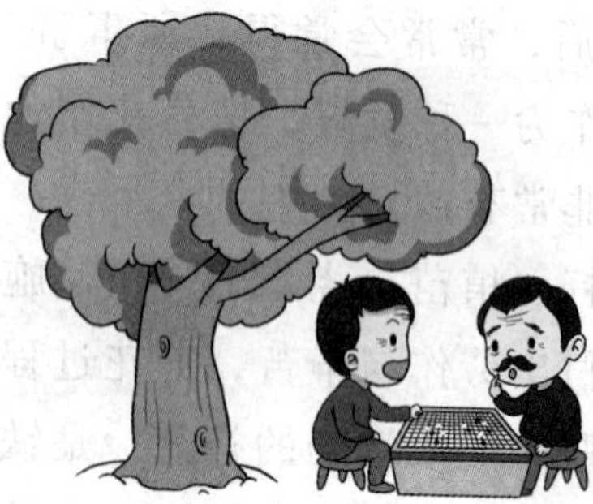

音乐

音乐可以调节人的情绪。节奏明快、悦耳动听的乐曲，会拂去你心中的不快，使你乐而忘忧，达到调和内外、气血通行的效果。经常听熟悉、喜欢的音乐，能够增强大脑的记忆功能，减缓记忆力的衰退。多选择高雅、曲调优美、节奏轻快舒缓的音乐，就能达到消乏、怡情、养性、抗衰的目的。

书画

我国素有“书画人长寿”“寿从笔端来”之说。古往今来，中国书画家长寿者比比皆是。医学研究发现，在可使人长寿的20种职业中，书画名列榜首。书画的养生功效在于尽全身之力，使百脉疏通，气血通达，精神健旺；书画艺术能调节情绪，使人情志舒畅。

下棋

下棋不仅是一种益智活动，更有利于身心健康。外出走走，与棋友相会，也是一种有意义的社交活动。如此，可增进友谊，加强来往，消除孤独，舒畅身心。

垂钓

郊外多是垂钓的好地方，水岸河畔，景色优美，让人感到悠然自得，心旷神怡。郊外空气质量优于市内，负氧离子含量高，有利于人体的新陈代谢，能起到镇静、降压、消除疲劳的作用。如果还能有所收获，则更是会精神振奋、心情愉悦了。

跳舞

研究表明，即使交谊舞中的慢步舞，其能量消耗也为人处于安静状态下的 3 ~4 倍；其次，跳舞时，舞蹈者要与音乐协调，必须全神贯注，集中于音乐、舞步中，加之轻松愉快的音乐伴奏和迷人灯光的衬托，既是一种美的享受，更能让人陶醉其中。

战胜孤独，扩大自己的社交圈

人老了，离退休了，环境变了，关系变了，如果再不愿意与社会交往，自我封闭，离退休人员很容易感到寂寞孤独，长期如此，很不利于身心健康，容易诱发高血压病、冠心病、心脑血管疾病及精神疾病。

因此，铁路离退休职工平时要善于交往，战胜孤独，扩大自己的交际圈，丰富自己的生活。

树立自信

有孤独感的人，往往都有一种潜在的自卑心理，因而常常自我封闭起来。而自信心强的人，积极向上，善于交往。因此，铁路离退休职工要摆脱孤独，首先要战胜自卑，摆脱自我束缚，大胆热情地与他人交往。

助人为乐

世界上需要你伸出同情之手的人数以万计，除了金钱上的帮助，他们的心灵同样需要别人关怀。参加各类义工活动，有助于你不再过分执着寂寞的烦恼。

敞开心扉

要摆脱孤独获得友谊，就要以热情、信任的态度对待他人。一个心胸开阔、热情诚挚的人能广交朋友，很少感到孤独。

找点事做

喜欢做什么就做什么，按自己的心意行事，有助于驱除寂寞。当你全情投入在自己喜欢的事情上，自然能忘掉一切，再没有多余的空间自叹寂寞无奈。

积极参与

积极参加各种集体活动，参与周围人的谈话，就会在与人热情交往的气氛中打破被冷落的尴尬局面，忘掉自己的痛苦，远离孤独。

充满好奇，发现生活的乐趣

一提起“好奇”，很多人都会觉得那是小孩子的事，与自己无关。其实不然，好奇不是小孩的专利，铁路离退休职工也要保持一个好奇心。因为在好奇心的驱使下，你会乐于不断地进行新事物的研究和探索，从而使生活更加丰富多彩，充满乐趣。

那么，铁路离退休职工如何培养好奇心，发现生活的乐趣呢？

享受玩趣

随着不断地成长，人们被教育要学习有用的东西，于是很多人会把新鲜的事物当做学习，而少了自发的兴趣与热爱。所以，我们要放下功利心，就像个孩子一般重拾对生活的乐趣。

接触新事物

面对新事物，每个人或多或少有些不适应，其实只要我们愿意去学习，愿意面对挑战，愿意改变自己，我们就能享受新鲜事物带来的新奇体验，发现平淡生活中的无限乐趣。

拒绝无聊

很多人尤其是老年人，会觉得生活乏味，日子过得波澜不惊，很是无聊。要拒绝无聊，打破常规，制造新意，增加生活乐趣。

留心变化

用心观察自己生活的环境，注意周围人和事物，你会发现原来我们身边时刻在发生变化。探寻一下变化产生的原因，也许会有意外的发现。

社交活动

宅在家里，只会让你的大脑生锈，身体变懒。要主动走出去，去电影院、博物馆、音乐厅，多参加社交活动，你会发觉生活可以如此丰富多彩。

科学应对“空巢综合征”

由于种种原因，离退休后，很多铁路离退休职工经常独自居住，由于孤单寂寞、缺乏精神慰藉，时间一长便会产生“空巢综合征”。

“空巢综合征”是老年人在子女成家立业独立生活后，由于适应不良出现的一种综合征，在中国精神病学中属于“适应障碍”的一种，多表现为孤独、空虚、寂寞、伤感、精神萎靡，常偷偷哭泣、顾影自怜等。久而久之，身体免疫功能就会降低，疾病也不请自来。

那么，铁路离退休职工如何科学防治老年“空巢综合征”呢?

正视空巢

有的人对空巢心理准备不足，不愿面对，往往回避，误以为“空巢综合征”是一过渡性的，殊不知忽视带来的副作用会更大，只有积极面对，才能有效防止空巢带来的不良影响。

对症下药

预防“空巢综合征”，不能采取消极的应对方法，如赌博、不正当的娱乐活动等。对于“空巢综合征”，由于症状病因不同，必须接受规范的心理治疗。

主动排忧

铁路离退休职工平时要多与子女联系，排除不良心理。当然子女也要认识到空巢给老人带来的影响，平时经常与老人沟通交流，即使身处两地也要多通过电话进行感情和思想的交流。

第七章

防治疾病：常见病提前预防，及时治疗

颈椎病、肩周炎、胃病、心脏病、高血压、高血脂、糖尿病……是铁路离退休职工的常见疾病，会给身心健康带来严重的影响。铁路离退休职工要想身体健康、快乐生活，就要积极防治这些病，远离疾病的困扰。

颈椎病防治保健

颈椎病又称颈椎综合征，是一种骨骼的退行性病理改变。颈椎病是铁路离退休职工较多见的一种疾病，它可由头、颈项和肩背部甚至四肢的疼痛及活动障碍，而严重影响他们的生活自理能力及生活自立的信心。因此颈椎病的防治保健至关重要。

【防治保健措施】

保持正确姿势

预防颈椎病的发生，应注意端正头、颈、肩、背的姿势，避免偏头耸肩，在谈话或看书时要正面注视，脊柱尽量保持正直。要尽可能采取既不抬头又不低头的舒适姿势，还要注意避免头颈担负重物，坐车时不要打瞌睡。

避免过度劳累

在颈椎病的高发人群中，不少是由于工作需要特殊姿势或在强迫体位中工作较长时间，未重视而发生慢性劳损。如身体出现颈椎病早期症状，应及时并尽早彻底治疗颈肩、背部软组织劳损，防止其发展为颈椎病。

避免颈椎损伤

人的颈椎处于不断的运动之中，因而损伤的机会也比较大。为了防止颈部损伤，人们在劳动、运动等剧烈活动前，要充分做好准备活动，使颈部的关节、韧带、肌肉充分放松，以防损伤。

饮食宜清淡

颈椎病患者饮食应忌辛辣刺激性食物。颈椎病患者常出现视力模糊、流泪，宜多食钙、硒、锌食物，如豆制品、动物肝脏、蛋类、鱼类、蘑菇、芦笋、胡萝卜等。

选择合适的枕头

纠正高枕睡眠的不良习惯。高枕使头部前屈，增大下位颈椎的应力，有加速颈椎退变的可能。

注意防寒保暖

淋雨后要及时更换衣服；剧烈活动和出汗后不要立即冲冷水澡；冬季的睡床要保证温暖，可使用电热毯；夏季时空调不宜开得过冷，电风扇不要对着颈部、肩部、腰部吹。

加强颈部锻炼

通过颈部的功能锻炼，可以缓解肌肉和韧带的紧张和痉挛。同时，颈部肌肉力量的加强，也有利于颈椎的稳定。因为，颈椎的不稳定是颈椎骨质增生的原因之一。

温馨小贴士

避免发生或复发颈椎病常是由于不良的生活方式所致，有效的预防措施可以将其发生率或复发率降至最低。

肩周炎防治保健

肩关节周围炎简称肩周炎，是指肩关节及其周围软组织退行性改变所引起的肌肉、肌腱、滑囊、关节囊等肩关节周围软组织的广泛慢性炎症反应。肩周炎好发于50岁左右的中老年人，多因轻微外伤、劳损或受凉所致。

本病起病缓慢，患者常感肩部酸痛，不能持重物，初发1～2周后，疼痛渐增，肩关节外展、外旋功能开始受限。重症者肩臂肌肉萎缩，疼痛较重，常不能举臂梳头、穿衣和背手擦背，夜间尤甚。

【防治保健措施】

注意保暖

在日常生活中注意防寒保暖，特别是避免肩部受凉，这对于预防肩周炎十分重要。睡觉时肩部要盖好，不要不穿睡衣也不盖东西使肩部裸露在外；夏天睡觉不要露肩吹风扇，也不要在潮湿的地方睡卧，以防风寒湿邪进入体内。

防慢性劳损

日常生活中，要防止肩部慢性劳损，不可突然做强力劳动或卸过重物体，以防肩部发生扭伤。在推、拿、拉、捡动作时，防止用力过猛，应轻轻随之而动。

注意睡觉姿势

起居方面，睡觉时不能常卧一侧或低枕耸肩侧卧，防止肩部软组织因长时间受牵拉或挤压而致劳损。

坚持体育锻炼

加强体育锻炼是预防肩周炎的不错方法。如做柔软体操、打太极拳、八段锦等，能使局部血液循环畅通，并加强肩部关节囊及关节周围软组织的功能，从而预防或减少肩周炎的加重。

泡热水澡

在温热的水中慢慢浸泡，可以松弛紧张的肌肉，有助于消除疲劳。但在热烫的水中浸泡并不适宜，因水温过热可刺激肌肉皮肤，加重痉挛，一般以40℃左右水温为宜。

热敷护理

肩周炎患者睡觉或运动前可热敷10～15分钟，以增加局部血液循环，减轻疼痛程度。在工作或做家务活动时避免集中或重复使用同一肩关节，应轮流交替使用。

温馨小贴士

如果患肩周炎，可用电吹风以适当距离对准肩部，用热风吹约10分钟，每天2次。这可以缓解肩部的疼痛。

白内障防治保健

人的眼睛在正常情况下，瞳孔的后方有一透明而有弹性的凸透镜样的结构，叫做晶状体。如果透明的晶状体变混浊，就称为白内障。白内障是一种常见眼病，其主要表现就是视力逐渐下降，直至视物模糊，只能分辨光亮而看不清东西。

白内障是最常见的致盲和导致视力残疾的原因。因此，铁路离退休职工要积极防治白内障。

【防治保健措施】

避开强光紫外线

强光特别是太阳光紫外线对晶体损害较重，照射时间愈长，患白内障的可能性愈大。因此要避免暴露在强烈阳光下，外出时最好戴上太阳镜，用来遮挡紫外线。

补充蛋白质

眼球的角膜、晶状体和视网膜都需要蛋白质，蛋白质缺乏时会引起角膜病变、白内障、夜盲症等疾病，因此，平时要注意补充蛋白质，养成吃瘦肉、鱼类、蛋类的习惯，更要多吃乳制品和大豆制品。

摄入足量的维生素 C

维生素 C 能减弱紫外线和臭氧对晶状体的损害，防止视力减退和老年性白内障的形成。新鲜水果和蔬菜中含有丰富的维生素 C，平时要经常食用。

防止脱水

在机体处于脱水的状况下，体内液体正常代谢紊乱，就会产生一些异常的化学物质，损害晶状体，导致白内障的发生。而已发生白内障的患者，脱水可使病情加剧。因此，一旦遇到各种原因引起的腹泻、呕吐以及大量出汗等，都应及时补充水分。

及时治疗

患有白内障不用紧张，听从医生指导，及时手术，以免错过手术的最佳时机。大部分患者可以通过手术复明。

定期检查

铁路离退休职工要定期检查视力，以便及早发现白内障，及时治疗。

温馨小贴士

白内障患者在手术后，一定要遵医嘱定期复查，按时用药，如出现视力下降，应马上到医院检查有无影响视力的疾病。

胃溃疡防治保健

胃溃疡是一种常见病，是指发生于贲门与幽门之间的炎性坏死性病变。胃溃疡大多是由于不注意饮食卫生、偏食、挑食、饥饱失度或者过量进食冷饮冷食，或是嗜好辣椒、浓茶、咖啡等刺激性食物而造成的。胃溃疡患者经常会有胃部泛酸、灼热等不适感觉，严重者还会恶心、呕吐、呕血、便血等，非常痛苦。

胃溃疡是多发病、慢性病，易反复发作，呈慢性经过，因而，治愈胃溃疡需要一个长期的过程，患者除了配合医护人员进行积极治疗外，还应做好自我保健。

【防治保健措施】

注意饮食卫生

饮食不洁、偏食、挑食、饥饱失度或过量进食冷饮冷食，或食用如辣椒、浓茶、咖啡等刺激性食物，均可导致胃肠消化功能紊乱，不利于溃疡的愈合。保持每天饮食的定时定量，饥饱适中，细嚼慢咽，是促进溃疡愈合的良好习惯。

避免滥用药物

一些药物会损伤胃黏膜，导致糜烂性胃炎及胃溃疡的发生。如阿司匹林、地塞米松、泼尼松、吲哚美辛（消炎痛）

等，对胃黏膜都会有刺激作用，可能会加重胃溃疡患者的病情，所以应该尽量避免使用。

避免精神紧张

胃溃疡是一种典型的身心疾病，心理因素对胃溃疡影响很大。精神紧张会通过大脑皮层影响植物神经系统和内分泌系统，造成胃黏膜血管收缩，胃肠功能紊乱，胃酸和胃蛋白酶分泌过多，易导致胃溃疡的发生。

坚持长期服药

胃溃疡属慢性病，且易复发，要使其完全愈合，必须坚持长期服药。切不可症状稍有好转便骤然停药，或短期内病情未见好转，便自行更换用药。

生活保持规律

胃溃疡患者生活应保持规律，不可劳累过度，注意劳逸结合，避免因劳累过度影响食物的消化，妨碍溃疡的愈合。

温馨小贴士

胃溃疡发作与气候变化有一定的关系，因此溃疡患者应注意气候变化，根据天气冷暖及时添减衣被。

胃下垂防治保健

正常人的胃在腹腔的左上方，直立时的最低点不应超过脐下 2 横指，其位置相对固定，这对于维持胃的正常功能有一定作用。胃下垂是指站立时胃的下缘达盆腔，胃小弯弧线的最低点降至髂嵴连线以下。

一般来说，轻度下垂者没有什么不适症状，下垂明显者有上腹不适、饱胀、恶心、嗳气、厌食、便秘等症状，有时腹部有深部隐痛感，常于餐后、站立及劳累后加重。胃下垂严重时，可同时伴有肝、肾、结肠等内脏下垂的现象。

【防治保健措施】

良好的饮食习惯

养成良好的饮食习惯是最重要的预防方式。切忌暴饮暴食，减少腹腔的胀满不适感，不宜一次性大量喝汤水以及吃体积大、难消化的食物。过多的汤水、难消化或体积大的食物能够使胃内容物体积和重量增加，使胃承受压迫而加重下垂的程度。

少食多餐

胃下垂患者消化功能减弱，过多的食物入胃，必然会滞留在胃里。因此，饮食上注意每次用餐量宜少，日常饮食以每日4～6餐为宜。

细嚼慢咽

胃下垂患者的胃肠蠕动缓慢，如果狼吞虎咽，食物就会沉积在胃中，所以用餐速度要相对缓慢些。口腔对食物的咀嚼过程还会反射性刺激胃的蠕动，增加胃壁张力。

食物细软

平时所吃的食物应细软、清淡、易消化。主食应以软饭为佳，如吃面条要煮透煮软，少吃生冷蔬菜。但应注意的是，鱼肉不可过熟，因为鱼肉在刚熟时较易消化，对胃的负担最小。

少吃刺激性食物

尽量少吃少喝刺激性强的食物，如辣椒、姜、酒、咖啡、浓茶、碳酸饮料等，这些食物可使胃下垂患者的反酸、烧心症状加重，影响病情的改善。

预防便秘

胃下垂患者因胃肠蠕动比较缓慢，容易发生便秘，而便秘又会加重胃下垂。所以，患者应特别注意防止便秘。

温馨小贴士

出现腹胀时，可以喝一点薄荷茶、柑橘茶来缓解肠胃的胀气，还可以身体平躺，膝盖蜷缩，用双手抱住小腿，使大腿紧贴腹部来帮助排气。

脂肪肝防治保健

脂肪肝是指由于各种原因引起的肝细胞内脂肪堆积过多的病变。脂肪肝的临床表现多样，轻度脂肪肝脏患者有的仅有疲乏感，而多数脂肪肝患者较胖，故更难发现轻微的自觉症状。中重度脂肪肝有类似慢性肝炎的表现，可有食欲不振、疲倦乏力、恶心、呕吐、体重减轻、肝区或右上腹隐痛等。

【防治保健措施】

调整饮食结构

提倡高蛋白质、高维生素、低糖、低脂肪饮食。不吃或少吃动物性脂肪、甜食。多吃蔬菜、水果和富含纤维素的食物，以及高蛋白质的瘦肉、鱼、豆制品等，不吃零食，睡前不加餐。

控制热量摄入

热量过剩会转化为脂肪，所以应适当控制每天的总热量，轻体力劳动和正常体重的人，应控制每天热量的摄入量，超重者还应减少热量的摄入。

补充维生素

新鲜的蔬菜和水果是维生素的主要来源，丰富的维生素可保护肝细胞，防止脂肪肝对肝脏的损害，避免肝功能异常引起的储存维生素能力下降。

戒酒

每天饮酒超过 40 克，5 年即可引起轻度酒精性肝损害；每天饮酒超过 80～160 克，5～10 年有 60% 的人会发生肝硬化。所以，防治脂肪肝首先应该禁酒。酒精性脂肪肝患者如不及时戒酒，不进行恰当治疗，可演变成肝硬化，甚至发展成肝癌。

适当体育运动

每天坚持体育锻炼，可视自己体质选择适宜的运动项目，如慢跑、打乒乓球、羽毛球等。适合从小运动量开始，采用循序渐进的方式，逐步达到适当的运动量，以加快体内脂肪的消耗。

慎用药物

肝脏是人体的化工厂，任何药物进入体内都要经过肝脏解毒。在选用药物时要慎重，对肝脏有损害的药物应慎重选择。

保持心情开朗

日常生活中，心情要开朗，不暴怒、少气恼，注意劳逸结合等对预防脂肪肝也很重要。

温馨小贴士

如果你的体重有些超标，就应该警惕脂肪肝的发生。最好定期进行体格检查，看看有没有脂肪肝的征兆。如果已经有了脂肪肝，就要积极进行治疗。

便秘防治保健

便秘是指排便次数减少，每2~3天或更长时间一次，无规律性，粪质干硬，常伴有排便困难感，多见于老年人。便秘虽不是什么严重疾病，但常常让患者十分苦恼，便秘严重时会影响身体健康。研究表明便秘时排便过于用力，往往容易形成痔疮。此外，有些患者患有心脑血管疾病，如果排便时用力过大，会使血压升高，机体耗氧量增加，很容易诱发脑溢血、心绞痛、心肌梗死，甚至危及生命。因此，对于铁路离退休职工来说，便秘的防治保健很重要。

【防治保健措施】

饮食有节

饮食不节是引起便秘的重要因素之一，这主要是食物品种选择不当造成的。一般来说，蔬菜、水果及含油脂多的食物，多能润肠通便，可适当多食；而辛辣干涩之品，多能加重便秘，应少用。

晨起一杯水

饮水对于缓解便秘有重要的作用。早晨起床后，饮用一杯水，可以迅速为身体补充夜晚人体排毒时消耗的水分，加快新陈代谢，刺激肠胃蠕动，使排便更加顺畅。

定时排便

在平时要养成良好的排便习惯，使直肠的排便运动产生条件反射而按时解大便，排便时要解干净。每天养成固定时间上厕所的习惯，能帮助改善或消除便秘。

多吃润肠食物

多吃润肠的食物能够通过刺激肠道的蠕动、软化粪便来达到治疗便秘的目的。比如有润肠作用的蜂蜜和香蕉。富含纤维素的食物多是五谷杂粮、蔬菜和水果，如燕麦、大豆、茼蒿和苹果等。

适度运动

可根据自身情况选择慢跑、体操、散步或仰卧起坐。尤其是针对腹部的运动，有助于促进腹部经脉的畅通，刺激肠道的蠕动，起到帮助排便的效果。

不要滥用泻药

便秘时很多人喜欢用泻药解决问题，殊不知泻药一旦停止服用，就会使排便变得更加困难，给心理和身体造成更大的痛苦。因此，发生便秘时，不要滥用泻药，应先查明原因，对症治疗。

温馨小贴士

如果经常便秘，采取任何措施也没能改善，或有腹部坠痛、呕吐、严重痔疮等症状，请尽快到医院诊治，才能对症下药，及时解除便秘之苦。

心脏病防治保健

心脏病是心脏疾病的总称，包括风湿性心脏病、先天性心脏病、高血压性心脏病、冠心病、心肌炎等各种心脏病。心脏病已成为威胁人类健康最严重的疾病之一，心脏病患者，轻者丧失劳动能力和生活乐趣，重者危及生命。

全世界1/3的人口死亡是因心脏病引起的，而我国每年有几十万人死于心脏病。医学调查发现，心脏病的高发人群包括：45岁以上的男性、55岁以上的女性、吸烟者、高血压患者、糖尿病患者、高胆固醇血症患者、有家族遗传病史者、肥胖者、缺乏运动或工作紧张者等。

俗话说，无病早防，防患于未然。心脏病的防治和保健的关键是“早”。那么，如何在早期发现心脏病呢？心脏病除常见的心悸、心前区疼痛等人们熟知的症状外，常常还有以下体表征兆。

发绀：皮肤、黏膜、耳轮周围、口唇鼻周、指端发紫。

水肿：全身或下肢水肿，有时还会出现胸腔或腹腔的积水。

呼吸：做一些轻微活动，或处于安静状态时，出现呼吸短促现象，但不伴咳嗽、咳痰。

疼痛：心肌炎、心包炎、心律失常的患者均可感到胸部疼痛，最常见的是心绞痛。

手脚：手指末端或趾端明显粗大，并且甲面凸起如鼓槌状，常见于慢性肺原性心脏病或发绀型先天性心脏病患者。

鼻子：如果鼻子硬邦邦的，这表明心脏脂肪累积太多。如果鼻子尖发肿，表明心脏脂肪可能也在肿大或心脏病变正在扩大。

【防治保健措施】

改善生活环境

污染严重及噪音强度较大的地方，可能诱发心脏病。因此改善居住环境，扩大绿化面积，降低噪音，防止各种污染对心脏病的预防保健可起到一定的作用。

规律生活

养成健康的生活习惯。生活有规律，心情愉快，避免情绪激动和过度劳累。

保持大便通畅

便秘时，因排便用力可诱发心律失常、心源性休克、心衰等。由于用力排便，屏气过度，而使右房压力增高，造成舒张期血流速度下降，病情突变，易导致严重的心律失常，阵发性呼吸困难甚至突然死亡。便秘所致腹胀及直肠充气，可使膈肌抬高，反射性影响心率及冠状动脉血流量，进一步加重病情。

充分休息

休息是治疗心脏病的重要措施。患者要学会劳逸结合，保持充足的睡眠，必要时可在医生指导下服用安眠药。

避免拥挤

避免到人群拥挤的地方去。无论是病毒性心肌炎、扩张型心肌病，还是冠心病、风湿性心脏病，都与病毒感染有关，即便是心力衰竭也常常由于上呼吸道感染而引起急性加重。因此要注意避免到人群拥挤的地方去，尤其是在感冒流行季节，以免受到传染。

适量运动

对于心脏病患者来说，应根据心脏功能及体力情况，进行适当的体力活动以增进血液循环，增强抵抗力，提高全身各脏器机能，防止血栓形成。但也需避免过于剧烈的活动，活动量应逐步增加，以不引起症状为原则。

避免肥胖

肥胖者患心脏病的比例远远高于正常体重的人。研究发现，只要老年人减肥 3 ~ 5 千克，心脏状况就会有很大改善。

戒烟

吸烟者患心脏病的比例是不吸烟者的 2 倍。研究发现，戒烟 2 ~ 3 年后，患心脏病的风险就会降至与不吸烟者一样的水平。

控制情绪

脾气暴躁，遇到突发事件不能控制自己，也容易诱发心脏病。

冠心病防治保健

冠心病是由于冠状动脉功能性改变或器质性病变引起的冠脉血流和心肌需求之间不平衡而导致的心肌损害。本病的基本病变是供应心肌营养物质的血管——冠状动脉发生了粥样硬化，故其全称为冠状动脉粥样硬化性心脏病，简称冠心病。

研究发现，体型肥胖、缺少体力活动、经常吸烟、长期精神紧张、容易冲动、长期的血压升高等是导致冠心病的重要原因。因此，冠心病的防治保健必须从以下几方面入手。

【防治保健措施】

合理饮食

冠心病患者不可饮食过量，因为如果饭后腹部胀满，腹腔脏器血流增加，就会使冠状动脉血流相对减少，易诱发心绞痛。此外，掌握一些进食技巧，对防止冠心病发作也是很有好处的：每日进食总量最好不超过 300 克，要坚持三低饮食，即低脂肪、低胆固醇、低盐，最好每天喝一点牛奶，常吃些豆制品。

适当的体育锻炼

适当参加体育锻炼，对预防肥胖、锻炼循环系统的功能和调整血脂代谢均有益处，是预防冠心病的一项积极措施。体力活动量应根据自己的身体情况、体力活动习惯和心脏功能状态而定，以不过多增加心脏负担和不引起不适感觉为原则。

合理安排生活

生活要有规律，心态要平衡，保持乐观、愉快的情绪，避免过度劳累和情绪激动，注意劳逸结合，保证充足睡眠。

注意御寒保暖

在寒冷、潮湿和大风天气，冠心病发病率高。在高发季节里，冠心病患者应注意御寒保暖，减少户外活动，以防疾病发生。

坚决戒烟

烟草中的尼古丁能刺激交感神经，使心率加快、血压上升，可导致心律不齐和心电图改变；吸入的一氧化碳会阻碍血液中氧的运输，而使进入心肌的氧减少，能引起心绞痛发作，故应坚决戒烟。

定期检查

要定时去医院检查，最好能固定一家医院检查，以便监测病情和及时处理；要按照医嘱坚持系统服药。

高血压防治保健

高血压是以体循环动脉压升高为主要表现的临床综合征，分为原发性高血压和继发性高血压，在高血压患者中前者占95%以上，后者不足5%。近年来，我国高血压的发病率呈不断上升趋势，各种猝死的案例时有发生。高血压并不可怕，可怕的是，它是百病之源，会引起多种并发症，危害生命。

在高血压早期，很多人都不会有明显的症状，大多数人在情绪激动、精神受到刺激、身体疲惫时才会出现血压明显的升高，稍加休息又能恢复正常。但是我们一定要及早发现高血压发出的信号，以便及时预防、控制高血压。

【防治保健措施】

限盐饮食

大量的研究证实，高血压的发病率与食盐的摄入量有很大的关系，有长期高盐饮食习惯的人，患高血压的风险要比一般人高很多。保持低盐的饮食习惯，对预防和控制高血压都是有好处的。按科学测定，一个人每天盐的摄入量不应超过 5 克。体力劳动者，由于出汗多，可以稍多吃些，一般最高每天不得超过 6 克。为了减少食盐的摄入，最好以天然食物为主，尽量减少或避免食用盐或酱油腌制过的食物。

减轻体重

肥胖是高血压的重要因素之一。因此，控制体重在标准范围内，无疑是预防高血压的有效措施。减重方法应是限制热量摄入和增加体力活动消耗热量，而目前没有减肥特效药，因此最有效的措施就是节食和运动。

尽量不饮酒

饮酒是公认的高血压危险因素。血压水平及高血压患病率与各种饮酒剂量呈正相关，随饮酒量的增加而升高。据研究表明，重度饮酒者或每日饮酒者比不饮酒者或少饮酒者高血压患病率高 1.5 ~2 倍。所以，预防高血压应尽量不饮酒。

定期测血压

高血压患者需要定期测血压，以便随时掌握自己的血压情况，更好地控制血压。高血压不稳定期及加药换药期间，要每天测量一次。血压逐渐稳定后改每周测量一次。坚持每天服降压药，血压稳定后每月测量1～2次即可。

合理用药

要知道所服降压药的主要成分和用量，以利于调整到适宜的血压水准，切忌服用不了解的药物，也不要随意添加或停用药物。

保持精神愉快

研究发现，紧张、焦虑、失眠、激动、暴怒等会引起周身小动脉持续性收缩痉挛，使体内肾上腺素、儿茶酚胺等分泌过盛，导致血压持续升高或波动。因此，要保持良好的心态，缓解焦虑，控制易怒情绪。

及时就医

血压持续升高或出现头晕、头痛、恶心等症状时，应及时就医。若出现语言不利、手足麻木，甚至偏瘫等脑血管病变，或剧烈头痛，一定要先服降压药后再及时去医院诊治。

温馨小贴士

日常饮食中，有很多食物都有降血压的功效，高血压患者可以经常食用。例如玉米、绿豆、芹菜、茄子、香蕉等。

高血脂防治保健

血中的胆固醇、甘油三酯升高，或者高密度脂蛋白胆固醇过低，都属于脂质代谢不正常，称为高脂血症。高血脂是导致心血管疾病的元凶，在各个年龄段都有可能发生，尤其以老年人为主。因其发病率高，危险性大，被称为“无声的杀手”。

高血脂与遗传有很大的关系，遗传父母肥胖的子女在成年后患上高血脂的概率远远高于没有遗传的人群。饮食不当也会诱发高血脂，比如长期大量食用动物类脂肪和高胆固醇食物（如蛋黄、鱼卵、内脏）、过度饮酒等。有相关研究表明，情绪紧张会直接影响人体的血脂代谢。此外，缺乏运动，也会导致体内的能量过剩，造成脂肪堆积和肥胖，从而诱发高血脂。

高血脂本身并不可怕，但由其引发的一系列并发症，如动脉粥样硬化、冠心病、脑卒中等疾病却不容小觑。面对高血脂，很多人会感到束手无策，其实只要生活中注意调养，科学饮食，高血脂是完全可防可控可治的。

【防治保健措施】

低热量饮食

人体所需要的能量主要由碳水化合物和脂肪提供，过量的碳水化合物可以转变成脂肪堆积在体内，造成肥胖进而导致血脂升高，并且过量的碳水化合物还可以转变为甘油三酯直接影响血脂。因此，日常饮食中应注意控制热量的摄入，但是要适度，不可为了控制热量而不吃早餐或者晚饭。

低脂肪饮食

动物脂肪中含有大量的饱和脂肪，长期食用会导致血液胆固醇和甘油三酯上升、加快血液凝固速度、增加血液黏稠度。坚持低脂肪饮食，多食用富含不饱和脂肪酸的食物（如海鱼、黄豆及其制品），少吃或者不吃肥肉、奶油、黄油，这对于防治高血脂都具有重要意义。

低胆固醇饮食

胆固醇过高是诱发高血脂的主要原因之一，限制胆固醇的摄入量可以有效保护心血管系统健康。富含胆固醇的食物主要有各种动物内脏、蛋黄、鱼卵，应尽量避免食用。

坚持运动锻炼

经常运动和适当的体力活动，能使高脂血症患者血清低密度脂蛋白胆固醇、极低密度脂蛋白胆固醇和甘油三酯水平下降，并可有效提高血清高密度脂蛋白胆固醇水平。

减少抽烟

吸烟会使体内的交感神经兴奋，会刺激体内产生一种叫做儿茶酚胺的物质，这种物质会增加血液中的游离脂肪酸，进而会导致肝脏产生更多的低密度脂蛋白胆固醇和甘油三酯，使血脂浓度升高。因此，高血脂患者要少抽烟或者戒烟。

定期体检

定期进行健康体检，了解血脂水平。中老年男性和绝经后的妇女，有高脂血症、心脑血管病家族史的健康人，以及长期超负荷工作、精神持续紧张、饮食不规律、缺乏活动、超重或肥胖者，要注意自我保健，做到定期检查血脂水平，防病于未然。

温馨小贴士

现代人生活节奏过快，常常食用快餐、缺少运动、心情紧张，会加重身体的负担，易使体内的代谢出现紊乱，导致血脂升高。因此，日常生活中不妨让自己的生活节奏慢下来，享受生活的乐趣。

糖尿病防治保健

糖尿病有现代文明病之称。它是由遗传因素、免疫功能紊乱、微生物感染及其毒素、自由基毒素、精神因素等各种致病因子作用于机体导致胰岛功能减退、胰岛素抵抗等而引发的糖、蛋白质、脂肪、水和电解质等一系列代谢紊乱综合征。

糖尿病的典型症状为“三多一少”（多饮、多尿、多食及体重减轻），但是，并非所有患者都是如此。有的患者以多饮、多尿为主，有的以消瘦、乏力为主，有的以急性或慢性并发症为首发症状。

糖尿病并不可怕，只要能控制血糖升高，防治并发症的发生，糖尿病患者完全可以像正常人一样工作生活。专家提醒，合理饮食、科学运动等有助于糖尿病的防治和保健。

【防治保健措施】

调整饮食

控制饮食是控制血糖的基础，然而每个高血糖患者的具体情况有所不同，因此在饮食上应该根据自身的具体情况，科学合理地制订饮食方案，并依据病情及时调整。比如，消瘦的高血糖患者可以适量放宽主食的摄取量，保证总热量的供给；肥胖的高血糖患者则需要严格执行低热量、低脂肪的饮食原则，严格控制每日饮食的总热量。

定时、定量、多餐

定时、定量地进餐有助于高血糖患者稳定血糖，保证身体所需的热量和营养。一般来说，根据自身情况确定每日所需总热量之后，三餐热量分布大约为1/5、2/5、2/5，一日四餐则为1/7、2/7、2/7、2/7。

低糖饮食

食用含糖量高的食物对高血糖患者来说是十分危险的，食用这类食物会导致血糖急剧上升，同时还会造成周围组织对胰岛素作用不敏感，进而加重患者病情。日常生活中的高糖食品主要有葡萄糖、白糖、红糖、冰糖、麦芽糖等纯糖食物，奶糖、水果糖、巧克力、口香糖等糖果，蜜饯、炼乳、甜牛奶、冰激凌、蜂蜜、果汁饮料、汽水、水果罐头、甜面包、蛋糕、豆沙包、甜味饼干等点心和饮料。

坚持运动

研究表明，运动可以改善胰岛素抵抗及其他代谢指标，还可以使胰岛素与受体的亲和力增加，敏感性增强，并调节血脂，有利于防止糖尿病血管突发症。

不要空腹洗澡

糖尿病患者由于内部代谢混乱，机体免疫力较差，最好不要空腹洗澡或者饱餐后洗澡。空腹洗澡时，运动量增加，而血中葡萄糖水平偏低，不能满足能量需求，易出现低血糖，引起头昏眼花，甚至昏迷、休克。

做好足部护理

足部是糖尿病这个多系统疾病的一个复杂的靶器官。年龄较大、病程长的患者，更容易发生足部病变，所以平时要注意足部的护理。可每晚用温水泡泡脚，特别要注意清洗足趾缝间。但是，泡脚时间不宜过长，尤其是足部皮肤有裂口时，更不可长时间浸泡，以免细菌由裂口侵入组织内。

自我监测血糖

日常生活中，高血糖患者应该学会自我检测血糖，以便及时了解和掌握自己的病情，维持血糖的稳定。

温馨小贴士

适当地控制饮食有助于减肥，但如果过度节食就对健康十分不利了，也会影响血糖的控制。比如有的患者为了节食减肥，每天只吃水果，或者只喝粥，长期下去不仅影响胃部健康，易引发胃病，还会造成营养不良。

脑卒中防治保健

脑卒中一直是危害人类健康的大敌，主要是脑部血管阻塞、破裂，造成缺氧所致。脑卒中的突发性很强，在清醒状态或睡眠状态都有可能发生。由于脑卒中发生在人体最重要的器官——大脑或小脑，所以会对患者的生命安全造成直接的威胁。

多数脑卒中的患者，在发生脑卒中之后可以存活下来，但是约有75%的患者遗留下不同程度的永久性残疾，如半身不遂、口齿不清、智力退化等，严重影响患者的日常生活，也给家庭和社会带来沉重的负担。不过，脑卒中并不可怕，它是完全可以防治的。

【防治保健措施】

均衡饮食

营养要均衡，避免高热量食物，并适当补充抗氧化物质，例如维生素 C、维生素 E、胡萝卜素及矿物质等。平时不吃或少吃动物油、蛋黄、动物内脏等富含高胆固醇的食物。

避免抽烟喝酒

抽烟的人，应尽量戒烟，抽烟不仅增加脑卒中的机会，也增加心脏病、肺癌及多种癌症的危险性。饮酒不要过量，这不仅会增加中风的机会，也会对肝脏造成一定的损害。

保持情绪的稳定

情绪会影响人的血压，有一部分脑卒中是由剧烈的喜、怒、忧、思、悲、恐惊等精神刺激引起的。因此，平时要做到不发怒、不激动、不惊恐、不急躁，减少脑卒中的发生。

注意劳逸结合

引发脑卒中的一个因素就是过度劳累，所以在平时的生活中要注意劳逸结合，防止长时间过度疲劳，防止长时间超负荷运动，防止过度用脑。

坚持运动的好习惯

保证每周 3 次，每次至少 30 分钟的有氧运动，这不仅可消耗多余的脂肪，还可以促进血管收缩运动，避免沉积。

定期检查

通过身体检查，了解自己的身体状况是非常有必要的。最好能经常量血压，早期控制，并根据量得的血压，作为饮食与药物控制的参考。

温馨小贴士

脑卒中患者多数患有高血压、高血脂、糖尿病、冠心病、动脉硬化等疾病。所以为了避免脑卒中的发生，应及时对这些疾病进行治疗。

哮喘防治保健

哮喘是一种常见病、多发病，是影响人们身心健康的重要疾病。哮喘患者的常见症状是发作性的喘息、气急、胸闷或咳嗽等症状，少数患者还可能以胸痛为主要表现，一般夜间和清晨症状比较容易发生或加剧。

哮喘病多是在遗传的基础上受到过敏、感染、过度劳累等因素而激发起来的，如寒冷季节受凉或天气突然变化、气压降低等都可激发支气管哮喘发作。哮喘发作很可能有生命危险，尤其夜间发作，致死率达 70%。因此，日常生活中，一定要注意哮喘的防治保健。

【防治保健措施】

生活规律

生活规律无论对健康人及患者都很重要，定时作息，劳逸结合，保持心情愉快，保持饮食既清淡又有营养，对预防哮喘的发作具有重要意义。

空气流通

室内要保持通风良好，勤加打扫，减少空气中的尘埃。同时避免烟气、油味、杂物对患者视觉及嗅觉上的不良刺激。

远离过敏源

花粉、尘螨、真菌、动物毛屑、一些化学制剂等都可能引发哮喘发作，家庭养花、养宠物等要注意有无过敏反应和哮喘发作，如与这些有关，要及时采取适当措施。

注意保暖

哮喘患者对于气温的变化非常敏感，因此平时生活中要注意保暖。寒暖交替季节，由于气温变化频繁，往往是哮喘的好发季节，故应较一般人更注意保暖。

避免冷空气刺激

室内温度不宜调得过高，以免使室内外温差过大。不要从温暖的房间突然走到寒冷的室外；外出时，应戴口罩，使冷空气进入体内先进行一番“预加温”。

不做剧烈运动

运动过度所导致的过度换气，使呼吸道热损失过多，呼吸道内环境变冷，从而导致剧烈咳嗽。所以，哮喘患者运动要适度，以免加重病情。

保持情绪平稳

哮喘患者情绪激动、紧张不安、怨怒等过激的情绪，会导致患者呼吸加快，换气过度，促使哮喘发作。

阿尔茨海默病防治保健

阿尔茨海默病，又称老年性痴呆，是一种原发性退行性脑病。阿尔茨海默病最初的征兆是健忘，记忆力明显减退，这是第一阶段。第二阶段是混乱期，这一阶段最突出的表现是容易迷路，空间辨认障碍加重。到了第三阶段，即极度痴呆期，患者生活无法自理。阿尔茨海默病给老年人日常生活带来了极大的不便。虽然此病症现在尚无有效的治疗方法，但完全可以预防。

【防治保健措施】

科学进餐

坚持低脂低盐、荤素搭配的饮食原则，防止动脉硬化。医学研究表明，相当一部分痴呆症与脑血管硬化有关，称为血管性痴呆。因此，防止动脉硬化可减少阿尔茨海默病的发生。

坚持用脑

不少老年人退休后脑子也跟着退休，这样容易加速脑功能退化。正确之举是晚年仍要坚持阅读、下棋、猜谜、吟诗作赋等脑力活动，使脑细胞始终处于活动兴奋状态，以减慢老化。

多听音乐

日本专家发现，音乐对脑波、血流、激素分泌等都会产生积极影响，并能刺激人的各种感觉，进而活跃脑功能。

多做运动

叩齿运动可增加面部及脑部的血流量，散步或慢跑等脚部运动可为大脑提供更多的“能量”；手指运动可直接刺激脑细胞，这些均有利于脑保健。

戒烟忌酒

香烟中的尼古丁、镉、铅等有毒物质，酒中的甲醇等，都可使脑神经纤维发生颗粒空泡样变性，是脑细胞的一大“天敌”，因此，铁路离退休职工最好戒烟忌酒。

注意安全

由于老年痴呆患者丧失了适应新环境的能力，应尽量避免迁居，避免单独外出，防止可能出现的意外与交通事故。

定期服药

长期服用血管活性药物，定期输注改善脑供血不足的药物，对防止痴呆加重有一定的作用。

温馨小贴士

阿尔茨海默病以60岁以上的人群为主。如60岁老年人的患病率为2.3%，70岁则上升为3.9%，80岁以上高达32%。这表明年岁越高，越要注意防范。